さあ，どうしよう？

対応に困る患者さんたち
――スタッフと共有する，振り回されないためのポイント

岡田智雄

著

石井隆資　大津光寛
小川智久　加藤雄一
苅部洋行　小池未来
藤田(石川)結子

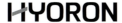

はじめに

　"さあ，どうしよう？　対応に困る患者さんたち" と題して，『日本歯科評論』誌に 2015 年 1 月号から 2016 年 12 月号まで，2 年間の連載を行いました．幸い読者からは好評で，「ときどきこういう患者さん，おられます．そうかこうすればいいのか，とても参考になりました」「なるほどー！という記事だった．この手の訴えは意外に多い」「起きてほしくありませんが，もしもの時にはその対応を心がけたいと感じました」等の感想をいただきました．「対応に困る患者」に遭遇し，困った経験がある歯科医は多いようです．そこで今回編集部からのお薦めもあり，一冊の本としてまとめることにしました．書籍化にあたり，全体を 4 つのパートに分け，各項の配列を読みやすい順に並べ変えましたが，各項を単独でお読みいただいてもわかりやすくなっています．

　副題の「スタッフと共有する」は，重要なポイントです．実は「対応に困る患者」に遭遇した歯科医にとって最もつらいのは，周囲のスタッフに状況を理解してもらえず，冷たい目で見られ，孤立してしまうことなのです．困った患者との関係を変えるヒントを，本書中に見つけたならば，さらにその情報を院内スタッフ全員で共有してください．"これだけ" で困った患者への対応が好転していく場合があります．

　本書は日本歯科大学附属病院心療歯科診療センターの所属医員が分担執筆しました．当センターは日本歯科大学生命歯学部の佐藤田鶴子名誉教授により，平成 10 年 4 月に日本歯科大学附属病院内に，全国に先駆けて創設されました．当センター宛に多くの患者紹介をいただき，そこで蓄積された患者対応のコツが本書に詰まっています．本書の上梓は，患者対応に真摯に取り組んで来た各センター員の努力の成果といえます．執筆を担当した各センター員はじめ，歴代のセンター員各位に深く感謝いたします．

　本書が「対応に困る患者」による先生方やスタッフのストレス軽減に，少しでもお役に立つことを願っています．

2017 年 3 月

岡田智雄

目　次

I. 難しい患者への対応の基本

「難しい患者への対応」の基本
1. 陰性感情が「難しい患者」を作り出す …………… 岡田智雄　8

訴えの多い患者への対応
2. あっちもこっちも変！　早く治して！ ………… 岡田智雄　12

対応に困る患者の種々相
3. 危険予知は可能か？ …………………………… 岡田智雄　16

不安傾向の強い患者への対応
4. 患者さんの不安との付き合い方 ……………… 岡田智雄　20

誤解を受けない発言への対応
5. 言って良いこと・悪いこと ……………………… 岡田智雄　24

治療を指定する患者への対応
6.「この治療だけしてください！」と言う患者への対応 ……… 岡田智雄　28

コラム　① リミット・セッティング／② 解釈モデル／③ 自動思考／
④ 救済者幻想（レスキューファンタジー）…………………… 32

II. 症例別の対応ポイント

口臭に悩む患者への対応
7. 無臭になりたいの？ …………………………… 小川智久　36

治療を怖がる患者への対応
8. 怖い……治療したい……でも怖い！ ………… 小池未来　40

舌の痛みに悩む患者への対応
9. 悩ましい舌の痛み① ……………………… 岡田智雄　44

舌の痛みに悩む患者との付き合い方
10. 悩ましい舌の痛み② ……………………… 岡田智雄　48

咬合に違和感を訴える患者への対応
11. かみ合わせ, 咬み合わせ, かみあわせ……… 岡田智雄　52

体性感覚異常患者への対応
12. 歯肉から伸びるナイロン紐の正体 …………… 大津光寛　56

コラム　⑤ 認知行動療法／⑥ 痛み行動 (pain behavior)／
⑦ 解決志向アプローチ (Solution Focused Approach)／⑧ 体性感覚 …… 60

Ⅲ. 精神疾患, パーソナリティ障害患者の対応ポイント

うつ病患者への対応
13. 命の門番・ゲートキーパー ……………………… 石井隆資　64

統合失調症の患者への対応
14. 妄想に振り回される人 ……………………… 藤田(石川)結子　68

摂食障害：拒食症, 過食症の患者への対応
15. Eating Disorder ……………………… 大津光寛　72

パーソナリティ障害患者への対応
16. なぜか疲れる患者への対応 ……………………… 岡田智雄　76

妄想に囚われる患者への対応
17. "奇妙な訴え"をする患者との付き合い方 ……… 岡田智雄　80

境界性パーソナリティ障害患者への対応
18. vs キレる患者, 怒鳴る患者 ……………………… 大津光寛　84

心身症患者への対応
19. 訴える心, 応える顎 ……………………… 大津光寛　88

感情や行動をコントロールできない子供への対応
20. "落ち着けない自分"に困る子供たち ………… 苅部洋行　92

コラム　⑨ ゲートキーパー／⑩ 薬剤性開咬／⑪ 摂食障害／⑫ 妄想／
⑬ 境界性パーソナリティ障害／⑭ 感情を鎮めるための"3変"の原則／
⑮ 心身症／⑯ 限局性学習症 ……………………………………… 96

Ⅳ. 歯科でできる治療・医科との連携のポイント

特定しにくい痛みへの対応
21. 悩ましい"痛み"への処方箋① ……………… 加藤雄一　102

慢性疼痛患者への対応
22. 悩ましい"痛み"への処方箋② ……………… 加藤雄一　106

医療連携を円滑に行うための対応
23. 患者を抱え込まないための医療連携 ………… 加藤雄一　110

精神科医との連携に関するケースごとの対応
24. "難しい患者"を抱え込まないために ………… 加藤雄一　114

はじめに ……………… 3　　執筆者一覧 ……………… 6
　　　　　　　　　　　　　索引 ……………… 118

執筆者一覧（五十音順）

＊編者

石井　隆資 （いしい　たかし）
日本歯科大学附属病院　心療歯科診療センター　准教授
〒102-8158　東京都千代田区富士見2-3-16

大津　光寛 （おおつ　みつひろ）
日本歯科大学附属病院　心療歯科診療センター　准教授
〒102-8158　東京都千代田区富士見2-3-16

岡田　智雄 （おかだ　ともお）＊
日本歯科大学附属病院　心療歯科診療センター　教授
〒102-8158　東京都千代田区富士見2-3-16

小川　智久 （おがわ　ともひさ）
日本歯科大学附属病院　心療歯科診療センター　准教授
〒102-8158　東京都千代田区富士見2-3-16

加藤　雄一 （かとう　ゆういち）
日本歯科大学生命歯学部　小児歯科学講座　助教
日本歯科大学附属病院　心療歯科診療センター
〒102-8159　東京都千代田区富士見1-9-20

苅部　洋行 （かりべ　ひろゆき）
日本歯科大学生命歯学部　小児歯科学講座　教授
〒102-8159　東京都千代田区富士見1-9-20

小池　未来 （こいけ　みき）
日本歯科大学附属病院　心療歯科診療センター　助教
〒102-8158　東京都千代田区富士見2-3-16

藤田（石川）結子 （ふじた（いしかわ）ゆいこ）
日本歯科大学附属病院　心療歯科診療センター　助教
〒102-8158　東京都千代田区富士見2-3-16

I

難しい患者への
対応の基本

「難しい患者への対応」の基本

1. 陰性感情が 「難しい患者」を作り出す

アポイント表の患者名を見て疲れが出る

受付のアポイント表に，あの患者さんの名前が書いてある．午前中最後の予約．今日これから起きることを想像して，朝からどっと疲れが出てくる．ため息とともに一言「今日も昼飯はなしか……」．このような体験をしたことはないでしょうか．

名前を見ただけで何となく気が重くなる患者．普段ほとんどしないミスが，なぜか続けて起きてしまう患者．言わなくてよい一言を，つい言ってしまう患者．なぜか診療がスムーズに進まず，問題が多発する患者．それは"difficult patient"（難しい患者）かもしれません．

「難しい患者」とは

この"difficult patient"は"hateful patient""troublesome patient"とも呼ばれ，日本語訳では「難しい患者」「困った患者」「対応困難な患者」等があてられます．

わが国では，いわゆる「難しい患者」は医療者側の主観によるもので，患者側に問題があるわけではなく，そのように感じる医師は未熟であり，あえて研究対象とはしない，とする傾向があります．しかし，欧米ではこれを研究対象とし，内科医，小児科医，家庭医等の学術誌には，関係する

論文が掲載されています.

Haas ら[1] は，"difficult patient" には，医師側の要因，患者側の要因，そして社会的な要因があり，医師側の対応のみで解決されるものではないことを述べています．**医師側の要因としては，診療環境，経験不足，コミュニケーションスキル不足等が挙げられており，患者側**の要因としては，**精神疾患，パーソナリティ障害，特異な行動特性等が**挙げられています.

表　難しい患者（difficult patient）と関連する疾患名・病態

① 歯科心身症
② 口腔顔面痛
③ 精神疾患による身体化症状
　（ⅰ）抑うつ障害群（うつ病）
　（ⅱ）統合失調症スペクトラム障害
　（ⅲ）身体症状症
　（ⅳ）不安症群
　（ⅴ）食行動障害および摂食障害群
④ パーソナリティ障害
⑤ 広汎性発達障害
⑥ 認知症

difficult patient と関連する疾患を**表**に示しました．ここに挙げた疾患や病態は患者側の要因ですが，歯科医師にとって知識・経験が少ない分野ではないでしょうか．本書では主に患者側の要因を中心に，日常臨床で遭遇しやすいケースをもとに「難しい患者」への対応法を考えていきます.

本書の導入部となる本項では，個々のケースに入る前に，なぜ「難しい患者」と感じてしまうのか，にまず焦点をあててみます.

陰性感情が「難しい患者」を作り出す

人が人に対して持つ感情を「対人感情」と呼び，なかでも**反発，不愉快，怒り，嫌悪等のネガティブな感情を陰性感情，信頼，愛情等のポジティブな感情を陽性感情**と言います．診療においては，医療者は患者さんに対して陰性感情を持たないよう訓練されています．つまり，中立または陽性の感情で患者さんに接することが医療のプロである，という考え方です.

しかし対人感情はひとりでに生じるもので，それが陰性の感情であっても，自然な反応です．この感情を押し殺して "なかった" ことにする心的操作を「抑圧」と呼びますが，強い意志により抑圧された感情は消えるわけではありません．抑圧された陰性感情は後々，行動や言語に影響を及ぼす，と考えられているのです．つまり，普段起こさないようなミス，言わなくてもよい一言，ルーティンなのにスムーズに進行しない診療等には，抑圧された陰性感情が影響していることがあります．

陰性感情に対応する２つのステップ

では，そのような陰性感情にはどのように対応すればよいのでしょうか？

ファーストステップは，陰性感情を "認める" ことです．医療者には患者さんに対して生じた陰性感情を瞬時に抑圧する思考パターンができており，陰性感情に気づくこと自体が実は難しいのです．そのため，前述のような "普段起こさない" ことが生じたときには，自分の感情を振り返り，そこに抑圧された陰性感情がないか自問してみることをお勧めします．

たとえば「怒り」のコントロール（アンガーコントロール）では，怒りを感じることを抑圧せずに，むしろこの感情は認め，「怒り」に引き続き起こす行動の選択を問題とします．つまり「感情」は選択できませんが，「行動」は選択できますので，これは陰性感情全般に通用する方法と言えます．

感情に対して「良い」「悪い」という価値判断は意味がありません．感情に従って短絡的に行動を起こすことが問題となるのです．まずは素直に自分の感情を振り返り，陰性感情を認めたうえで， "どのように対処するか" を考えていくことが大切です．

セカンドステップは，相手の「話し方」「動き方」「外見」等から陰性感情を生じさせているものを感じ取り， "その理由を探る" ことです．

たとえば "怒ったような大声" の話し方に，「不快」「怯え」「怒り」等の

陰性感情が生じていることに気づくかもしれません．そこで，"なぜ大声なのか"と考えてみます．難聴があって大声なのかもしれないし，大きな騒音の中で行う仕事のために自然と大声が身についているのかもしれない．あるいは初期の認知症で，易怒性（怒りやすい傾向）となっている可能性もあります．理由がわかれば"怒ったような大声"に対する感情も変わってくるのではないでしょうか．**陰性感情をそのままにせず，生じた理由を探ることが，患者さんをより深く理解することにつながるのです．**

論理療法を利用する

一方，**論理療法（理性感情行動療法とも呼ぶ）という心理療法**があります[2]．論理療法では，「事実」と「感情」の間には信念や考え（beliefと呼ぶ）があると想定しています．感情はこの"考え"によって作られるという理論であり，これには「合理的な考え（rational belief)」と「非合理的な考え（irrational belief)」の2種類があります．

非合理的な考えには「〜ねばならない」「〜であるべきだ」というものが多く，たとえば「診療室で大声を上げるべきではない」という考えが不快感を生み出しているのかもしれません．これが**「診療室で大声を出す人もいる」という考えであれば，不快感を生むこともなく，冷静な対応ができる**ことでしょう．このように，陰性感情を利用して自らの考えに気づき，感情をコントロールすることも可能となるのです．

参考文献

1）Haas LJ, Leiser JP, Magill MK, Sanyer ON：Management of the difficult patient. Am Fam Physician, 72（10)：2063-2068, 2005.
2）McKay GD ほか著, 柳平 彬 訳：感情はコントロールできる. 27-48, 創元社, 大阪, 1996.

訴えの多い患者への対応

2. あっちもこっちも変！
早く治して！

「あっちもこっちも変なのです」

歯科医師「どうしましたか？」

患者「どうもこうもないんです！　昨日，右上の歯が急に痛くなって，ズキズキするんです．それに前歯もジンジンするし，そう，左の奥歯も変，全然噛めないんです！」

歯科医師「え，そんなに……？」と手元のカルテを見て，「そういえば前回，右下の治療をしましたよね．そこはどうですか？」

患者「もうそこはいいんです！　とにかくあっちもこっちも辛くて……今日は全部治してくださいね！」

歯科医師「…………」

　次々と症状を訴える患者，毎回訴えが変わる患者．このような患者さんに遭遇したことはありませんか？

訴えの多い患者への対応

　患者さんから次々に飛び出す訴えは，医療者を不安にさせ，つい話を遮ってしまいがちです．初診の医療面接時に患者の話を中断せず，沈黙し傾聴していると，78％の患者は2分以内に話を終え，2％が5分以上話を続けた，という報告[1]があります．そこで，このような患者さんであって

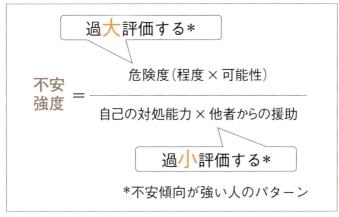

図1 不安強度への影響因子．不安強度は危険度と対処能力のバランスで決まりますが，不安傾向が強い人では危険度を大きく，対処能力を小さく評価する傾向があります．

も，8割は2分以内に話を終えるだろうと考え，まず最初の2分間は話を遮らず，患者さんの訴えに耳を傾けてみることをお勧めします．

　後述しますが，不安傾向の強い患者さんは，不安が身体の症状を生み出す"身体化"を生じている可能性があります．診療開始時には不安がピークに達しているため，堰を切ったように症状を訴えるわけです．ここで話を遮ってしまうと，「症状を聴いてもらえないのではないか？」「この不調が解決しないのではないか？」という思いが生じて，さらに不安を増強させてしまいます．

　逆に，**言葉として吐き出すことにより，溜まっていた不安が減弱し，気持ちが落ち着く効果が期待**できます．軽度な不安であれば，「先生に話してみたら，楽になりました」と言ってくれる場合があるかもしれません．

不安とは？

　不安とは「現在および未来に対する心配・恐れ，ないし杞憂」と説明されます．そして不安の強度は，**図1**に示すように危険度と対処能力のバランスで表すことができます．危険度はその内容の強さと生じる可能性に影響を受けますが，対処能力には自己の対処能力とともに他者からの援助も

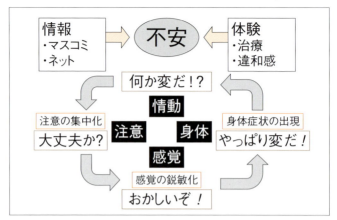

図2 不安と身体症状の相互作用．不安から，ある部位に意識が集中すると感覚が鋭敏化し，微小な身体感覚の変化も症状として捉えてしまいます．この症状がさらに不安を増大させますが，情報や体験も不安に影響します．

含まれます．**不安の強い人は，危険度・対処能力を客観的に評価することができず，危険度を過大に，対処能力を過小に評価する**傾向があります．

不安の"身体化"とは？

不安は情動反応として，さまざまに変形されて現れます．それは主に，①言葉で感情表現する言語化，②行動で解消する行動化，③身体症状として現れる身体化，の3つがあります．

③の"**身体化**"とは，**適切な検査を行ってもうまく説明できない身体症状**のことを言います．狭義の身体化は，心理的な因子（ストレスや心的葛藤）を背景として起きる身体症状を指します（例："会社に行きたくない"と思えば頭が痛くなる，など）．すなわち**患者の訴える症状には，患者が抱える不安が強く影響している可能性がある**のです．

不安と身体症状の相互作用について**図2**に示しました．たまたま感じた違和感や，歯科治療等を契機として不安が生じた場合，まずその部位に意識が集中します．そうすると身体感覚が鋭敏となり，微かな変化も感じてしまうため，これを症状として認知するわけです．この認知がさらに不安を増大させ，引き続き身体症状を強くするのです．また不安には，患者さ

ん自身が過去に体験した記憶や，マスコミやインターネット，クチコミ等から入手する情報も大きく影響します．**不安の悪循環が生じた場合，身体感覚が過敏になっているため，歯科治療による症状軽減は困難であり，治療による刺激がさらに症状を悪化させることも多いのです．**

陰性感情を利用する"不安を煽らない対応"

　不安の強い患者さんの特徴は，①日によって症状を訴える部位や内容が変化する，②多くの症状を同時に訴える，③何かに集中しているときには症状が気にならない，④休んでいたり何もしていないときに症状を強く感じる，⑤予約日が近づくと急に症状が強くなる，⑥症状解消のために頻回の通院を求める，などがあります．**これらの症状が不安から生じているものだとしても，直接患者さんに指摘することは，さらなる不安を生じさせるため避けたほうがよいでしょう．**

　このような患者さんへの対応として，診療の決まりごと（枠組み）を明確にする「リミット・セッティング」（32ページのコラム①を参照）が有効です．丁寧な診察と確実な診断は必須ですが，そのうえで不安を煽らないような説明を行います．確かな内容は十分に説明しますが，「**もしこうなったら？**」という仮定の質問を繰り返されても，**現時点で予想できない内容については無理に説明を加えるのではなく，あえて簡潔なものにとどめておくほうがよいでしょう．**

＊

　本項では，不安傾向の強い患者さんへのアプローチ法について述べました．「病的な不安」は，「不安症」「不安障害」の疑いが生じるため，精神科や心療内科への対診を考慮することになります．

参考文献

1）Langewitz W, Denz M, Keller A, Kiss A, Rüttimann S, Wössmer B：Spontaneous talking time at start of consultation in outpatient clinic: cohort study. BMJ, 325（7366）：682-683, 2002.

対応に困る患者の種々相

3. 危険予知は可能か？

危険性が予知されれば……

　前2項では，難しい患者，訴えの多い患者など「対応に困る患者」を紹介しました．目の前の患者さんがこれまでに経験した方法でいつも対応できるとは限りませんが，少しでも危険性が予知されれば，相応の心構えを持って診療に臨むことができることは確かです．健康状態の調査や既往歴，薬歴等，初診の医療面接時に確認しておく項目は，実際の診療時のリスクを減らすために大いに役立ちます．対応が難しい患者さんにも，こういった"危険予知"につながる特徴はあるのでしょうか？

対応に困る患者のプロフィール

　柳田は著書[1]の中で，「慢性痛患者のプロフィール」として，

- ① 病院を転々と変える．
- ② こまごまとしたメモを持参する．
- ③ 配偶者や家族と一緒に通院する．
- ④ 訴えが多すぎる．
- ⑤ 被害者意識が強すぎる．

を挙げています．この指摘は「対応に困る患者」にも当てはまるもので，さらに追加できるプロフィールを以下に挙げてみます．

1．待合室で……

・ソワソワと，立ったり座ったりを頻繁に繰り返す.

　強い不安を行動化している状態です．抗精神病薬を服用している患者では，急性の錐体外路症状「アカシジア」という病状があり，このような行動が出現する場合もあります.

・同伴者と来院したが，同伴者は患者と距離を置いて憮然としている.

　身体，精神，年齢上の理由で同伴者がいるのであれば問題ありません．しかし，単身で来院可能と思われる成人患者では，患者さん自身が強い不安を呈して同伴者の同行を求めた場合，あるいは家族や会社の同僚が強く歯科受診を勧めて同伴してきた場合が考えられ，注意を要します.

・問診票の記載に時間がかかる.

　詳細に書き込みをしているため，記入に1時間以上かかる患者さんもいます（図）．矢印，吹き出し等を多用し，小さな字でびっしりと記入された書き込みは「何とかわかってもらいたい」という願望の反映と言えますが，**過度な願望は強い不安の裏返しでもあります.**

　一方，**患者さんが完璧主義のために書き込みが多い場合は，症状の治癒に対しても完璧主義となり，症状にこだわり続け，治療が長期化する**ことがあります.

・専門用語や特徴的な形容詞

　いわゆる"ドクターショッピング"の患者は，歯科の専門用語を覚えており，それを問診票に記載します．また「完全な」「完璧な」「正しい」「元の」などの形容詞がついている場合（「完璧な治療」「正しい咬合」「元の歯並び」など）は，**治療内容に対して要求水準が高い傾向**が疑われ，**対応に注意が必要**と言えます.

2．服装・外見は……

・大きな荷物を持参する.

　多くはキャリーカートなどに荷物を詰め込むか，大きなナイロンバッグ

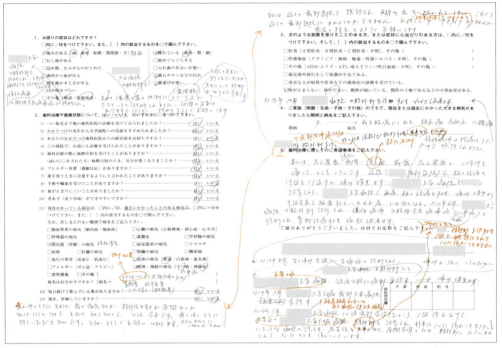

図　びっしりと文字で埋め尽くされた問診票（患者の特徴を捉え，新たに作成したもの）.

をパンパンに膨らませて両肩と両手に提げて現れます．**多くの荷物を常に持って移動することは，強い不安傾向の反映**とも考えられます．

・アンバランスな服装や化粧

　夏なのに厚着，冬なのに薄着，派手すぎる，地味すぎる，装飾品が多すぎる，など**バランスを欠いた服装や化粧は，その患者さんの日常感覚を反映するため注意が必要**です．また，服装や化粧においてどこか一点だけが目立つ様子（リボンだけが浮き上がっている，アイラインだけが異様に濃いなど）も，バランス感覚の欠如が疑われるため注意しておきます．

3．持ち物は……

・メモ，レポート，図，写真

　今までに経験した治療内容を詳細なメモやレポートとして持参する患者

さんは，**対応に注意が必要**です．問診票の記載に時間がかかる場合と同様に不安傾向が強いため，担当医に"何とかわかってもらいたい"という思いの表れであるとも考えられます．

　病悩期間が長いほど内容が濃くなり，その場では読みきれない分量のメモを渡される場合もあります．詳細な図や雑誌の切り抜き，自分で撮影した写真，歯科治療履歴の年表などが入っていることもあり，なかには20〜30ページに及ぶ論文形式のレポートさえあります．詳細な治療履歴は今後の治療に役立つこともありますが，患者の視点を固定化し，思い込みを助長させる行為でもあります．したがって，治療者側が提示する新しい視点や提案に対し，患者側が受け入れを拒むような場合もありえます．

・**模型，テンポラリークラウン，義歯，スプリント**

　それまでの歯科治療で作製された模型やテンポラリークラウン，義歯，スプリントなどをすべて持参する患者がいます．なかには自分が理想とする歯の形態を，模型上でワックスアップしてくる患者もいます．今後の治療に参考となることも多いですが，患者さん自身が理想と考える口腔内の状態が，歯科医学的に問題のない状態であるとは限りません．**患者側の理想と実際の歯科治療とのギャップが大きいほど，治療は困難であることが多くなります**．

＊

　これらは，あくまでも経験から導かれた内容ではありますが，目の前の患者さんに"もしかして"と心の中で黄色信号を灯し，対応を考えるきっかけとしていただければ幸いです．

参考文献

1）柳田　尚：痛みとはなにか　人間性とのかかわりを探る．112-128，講談社，東京，1988.

不安傾向の強い患者への対応

4. 患者さんの不安との 付き合い方

寄り掛かってくる患者さんたち

　以前から来院している"舌の痛み"を訴える女性患者. 今日はどうでしょうか. 「いかがですか？」「**最近はだいぶいいんですよ**」「よかったですね」「**以前のことを考えると嘘のように楽で, あのときは, なんであんなに辛かったんだろうって思うんです**」「そうですか……. もうお口の中で悪いところもなさそうですし, そろそろ終わりにしましょうか？」.

　「**えっ！　もう診ていただけないんですか？**」「いえいえ, そうではありませんよ. また痛くなったら連絡してください」「**……でも, 時々, 痛いときがあるんです……**」「痛いときがある……. ということは, 痛くないときもあるんですね」「**……ええ, それはそうなんですけど. やっぱり完全には治らないんでしょうか？**」「うーん, そういうわけではないんですけどねえ……（しまった！　また, まずいことを言ってしまったようだ……）」

病的な不安とは？

　第9項と10項で"舌の痛みを繰り返している患者"すなわち舌痛症患者に対するアプローチについて詳しく述べますが, このような"**対応に困る患者さんたち**"は, 病的な強い不安を持ち, 不安の身体化（身体化につい

4. 患者さんの不安との付き合い方　*21*

表　正常な不安と病的な不安の特徴

	正常	病的
理由	明瞭	不明
内容の理解	可能	困難
持続期間	消退する	いつまでも持続する
予期不安※	一時的	頑固に続く
苦痛	比較的小さい	非常に大きい
生活への支障	生じない	生じる

※予期不安とは，「今後生じるのではないか？」といった予想に伴って生じる不安
　を言います．病的な不安では予期不安が強く，「不安で何も手につかない」状態
　が継続します．

ては第2項を参照）として痛み等の諸症状を訴える場合が多く，丁寧な病
態説明は舌痛を持つ患者さんに対しても，不安の解消に大変有効です．

　不安は，人間にとって必要な精神状態です．不安は人間が生きていくた
めの警告信号であり，これを解消するためにさまざまな回避行動や準備行
動をとります．**痛みも身体の不調を訴える警告信号であるとする捉え方が
一般的であり，不安と痛みには警告信号**という共通点があります．

　痛みを生じる炎症等の刺激がないにもかかわらず，継続する痛み（慢性
疼痛），あるいは非常に小さい刺激に対して，過大に生じる痛み（神経
痛）などは「病的な痛み」と言えます．

　病的な不安と，正常な不安について，その特徴を表にまとめました．**痛
みと同様に，長時間継続する慢性的な不安，過剰な反応を生じる不安は
「病的な不安」**と考えられます．通常，病的な不安というと，何に対して
不安を抱くか，といった内容に目が向きがちですが，時間経過や対処行動
の内容などに注目すると，異常性がわかりやすいのです．

解釈モデルの利用法

　もともと医療側と患者側では，物事の受け取り方は異なっています．**ある症状，病態，疾患に対して医療者側が持つ受け取り方，考え方は「医療モデル」と呼ばれます**．一方，**患者が持つそれを「解釈モデル」と言います**（**32ページのコラム2を参照**）．「医療モデル」と「解釈モデル」が最初から一致していることは稀です．したがって，丁寧な病態説明を行い，患者さんの「解釈モデル」を「医療モデル」に近づけていく必要があります．

　患者さんの「解釈モデル」は，早めに聞いてみることをお勧めします．「こちらの医療モデルが正しいのだから，患者の（おそらく）誤った解釈モデルを聞く必要はない．時間の無駄だ」と思われるかもしれません．しかし，**目の前の患者さんが，病気に対してどう考え，どう行動してきたかの情報は，その患者さんを理解するきっかけとなります**．

　また，**解釈モデルを聞くことで，患者さんに積極的に話をしてもらうことができます**．対人関係では，相手にしてもらったことと同等のことを返そうとする傾向があり，これを“返報性”と言います．**患者さんは自分の思いを話した後であれば，次に医療側に対して積極的に耳を傾けてくれるようになる可能性が高いのです**．さらに，このような双方向のコミュニケーションは患者さんの不安を減らしていく，という効果もあります．

　なお，解釈モデルの内容は否定せず，「そういう考えもありますね」「そのときはそうするしかなかったんですよね」など，患者さんの話を支持する言動を付け加えるとよいでしょう．決して，「そんな考え方はおかしいですよ」「なんでそんなことをしてしまったんですか！」など，患者さんの考えや行動を否定する言葉を付け加えないように注意します．このような対応の後では，患者さんは思ったことを素直に言えなくなってしまうからです．

分離不安（見捨てられ不安）

　分離不安（見捨てられ不安）とは，幼少時（主に 2 歳まで），親が自分から離れると，自分を置いてどこかに行ってしまうのではないか，と強い恐れを抱くことを言います．発育とともに分離不安は消えていきますが，過度な分離不安から小児の精神障害の 1 つである "分離不安障害" に陥る場合もあります．思春期以降はまず起きない障害であるとしても，家族や友人，ペットとの別れなどのストレスによって生じる不安は，分離不安によく似ています．

　冒頭で示した例のように，**診療の終結を告げる言動が患者さんに分離不安を生じさせ，症状の再燃・悪化となる**こともあります．**分離不安を生じさせないためには，いつでも来院できることを保証し，定期的なメインテナンスに移行する**とよいでしょう．不安傾向の強い患者さんでは，不安を生じさせない配慮を常に続けていくことが重要です．

誤解を受けない発言への対応

5. 言って良いこと・悪いこと

患者の不安を増強していないか？

　前項では，患者さんの異常な不安の特徴およびその対応法について，また患者側の「解釈モデル」への配慮について紹介しました．**不安傾向が強い患者さんは，話の受け取り方が他の患者とは異なり，何を話しても悪い方向へと解釈してしまいます．** 第8項で紹介する認知行動療法では，"心のクセ"がこのような認知・思考に影響しているという考えのもと，アプローチを行う手法がとられているのです（33ページのコラム③を参照）．

　患者を不安にさせないコミュニケーションは，医師−患者間の信頼関係構築のためにも重要な技術ですが，普段の何気ない発言を振り返り，患者さんの不安を増強させていないかチェックしてみることも必要です．

こんな言葉は要注意！

　当センターの受診患者の医療面接から，われわれが普段何気なく口にしている一言がどのように受け取られ，患者さんを不安に陥れているか，いくつかのパターンに分けて紹介します．

1. 責任転嫁：「○○のせいじゃない？」

「精神的なものですから心配いりませんよ」

5. 言って良いこと・悪いこと　　*25*

「治りにくいのは体質もあるからねえ」

「アレルギーの症状でしょう」

「薬の副作用でしょう」

「気のせいでしょう」

「そりゃあ年ですよ」

「心の問題です」

　症状の原因は歯科以外にある，という発言に対して，患者さんは「じゃあ，どうしたらいいの？」と思ってしまいます．症状の解決策として歯科領域以外の原因も考え，幅広く対応していく姿勢は，医療者として適切な態度です．しかし，自分の専門外について，よく調べないうちに「アレルギー」「薬」「心」などが原因と言い切るのは危険であり，また「体質」「年齢」を症状の理由にされると，「だから諦めなさい」と言われているのと同等に感じられます（実際，このような意図で用いる場合もあるでしょうが）．

　特に，「精神的なもの」「心の問題」という指摘は，「あなたの問題だから，自分で何とかしなさい」というメッセージとして受けとめられ，さらには，「何とかできない"あなた"がダメなのだ」と非難されたと感じる患者さんもいるのです．そのほかに，「話を聴いてくれない」「診療を拒絶された」「見放された」という印象を受け，極端な場合は「自尊心を傷つけられ，歯科医師に対して怒りの感情を持った」と述べた患者さんもいました．

　したがって，これらの発言の前に十分な診査を行い，"可能性として"こういうこともある，と説明しておくとよいでしょう．「原因は他にある」と言い切るには，それなりの根拠を述べる必要があるわけです．

2. 原因不明：「わかりません！」

「こんなことは初めてです」

「私にはわかりません」

26

「仕方がない」

　患者さんに対して正直に上記の発言をする態度は，歯科医師として好ましいものであるかもしれません．しかし，診療を始めて間もないうちに「わかりません」「初めてです」と言うと，患者さんは「これは特殊な病気です」と言われているように感じ，不安をあおることもあります．専門機関への紹介等，次の一手を示しながら発言するとよいでしょう．

3. 症状否定：「ありません！」

「どこも悪いところはありませんよ」

「何でもない．心配いりませんよ」

「特に問題ありません」

「痛いはずありません」

「そんなはずはない！」

　医療者の口にする「大丈夫です」いうニュアンスの言葉には，「だからこれ以上，症状を訴えてはダメですよ」というメッセージが暗に込められていることに，患者さんは気づいています．何らかの症状があり，自分の症状は歯科の病気によるものだと信じて，患者は歯科医院を受診するのです．詳しく丁寧な診察の後であれば，「これだけ調べてもわからないのだから……」と受け入れてくれることも多いですが，簡単に言われてしまうと不安が高まります．

　また，意外に多いのが，症状を否定してしまう発言です．**患者が感ずる症状は，本人にとってはすべて事実なのです**．そのため**症状の全否定は，極端な場合，「自分への侮辱」と受け取る患者さん**もいます．診察の結果，"まったく異常がない"場合と，"異常がないとは言えないが，患者の自覚症状を説明するだけの異常所見を見出せない"場合があり，**後者の場合は「何も異常がない」と言うよりも，「病変はあるが，病変の程度のわりには症状が強いように思う」という説明のほうが受け入れられやすいもの**です．

4．命令・脅迫：「我慢しなさい！」「治らないよ！」

「この程度なら大丈夫でしょう」

「我慢しなさい」

「ここでダメなら，どこに行っても治らないよ」

「これは一生治らないよ」

　実際の発言がどうであったかは確認できませんが，患者さんはこのように言われたと記憶しています．歯科医師がここまで言うからには，それなりの経過・背景があったとも考えられますが，これも意外と多い発言です．患者さんが常識的な範囲を超えて症状を訴える場合には，精神疾患等を疑うことも必要となるでしょう．

＊

　以上の発言について，患者は前医について最初から悪いイメージを持っていることは少なく，むしろ，**いろいろと苦労して治療していただいたのに**，**症状がなくならないのは自分が悪いのだ**，**先生には面倒をかけてしまった**，**と話す患者さん**も多くいます．しかし，歯科医師に言われた一言で不安が生じ，ひいては強い不信感から転医までしていることもあります．

　また，患者側の一方的な記憶によるため，実際にそのような発言があったかどうかはわかりませんが，事情はどうあれ，歯科医師からの心ない（と患者が感じた）一言が，患者さんの頭にこびりついていることも確かです．歯科医師側が「そんなつもりで言ったのではない」と弁解しても，"このように受け取られることもある"とお考えいただき，診療中の発言に少しの配慮をしていただければ幸いです．

参考文献

1）大野　裕：はじめての認知療法．36-42，165-167，講談社，東京，2011．

治療を指定する患者への対応

6.「この治療だけしてください!」と言う患者への対応

　「こういった治療のみをして欲しい」という，強い要求を訴える患者さんに遭遇したことはないでしょうか．通常，患者には「痛む」「しみる」「噛めない」「口が開かない」「口臭がする」等々，何らかの身体上の問題があり，その解消を求めて歯科医院を訪れます．

　ところが，この「治療法」について自分自身で決定し，自分が決めた治療法以外は頑固に拒否し，他の治療法を受けつけない患者がいます．

① **咬合違和感の患者**．毎回，テンポラリークラウンの調整のみを求めてくる．

② **舌痛の患者**．毎回，舌に触れる歯の削合のみを求めてくる．

③ **歯痛の患者**．毎回，根管治療のみを求めてくる．

　これらは，診療において歯科医師の裁量権をまったく認めない患者とも言えます．

難しい患者の診療パターン

　一般的な医療行為の流れを**図1**に示します．患者さんは自分の症状や治療法について「**解釈モデル**」と言われる"自分なりの考え"を持って来院します（**解釈モデルについては第4項および32ページのコラム②を参照**）．解釈モデルが医療者側の診断・治療法と一致していれば，診療はスムーズに進みますが，解釈モデルと異なっていても，医療者を信頼し，提

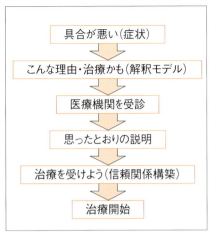 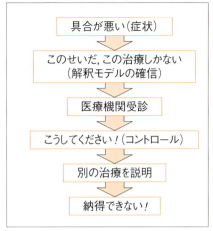

図1 一般的な医療行為の流れ．患者の解釈モデルと医療モデルがほぼ一致した場合．

図2 難しい患者の医療行為の流れ．患者の解釈モデルと医療モデルが一致しない場合．

示された「医療モデル」を受け入れ，その治療を進めることが一般的です．

難しい患者における医療行為の流れを**図2**に示します．患者は"確信"とも言える解釈モデルを持って来院しますので，解釈モデルと異なった内容を説明しても同意しません．もちろん，一部の患者さんは医療者側の提示した治療法を受け入れ，治療をさせてくれますが，その結果，症状が改善されると徐々に信頼関係が構築され，**図1**の流れに変化していくこともあります．

自分の望む治療を執拗に要求してくる患者の流れを**図3**に示します．この場合，患者さんの要望する治療を行った直後に症状は改善を示します．時には劇的な変化を起こし，**医療者に対して過度とも思える賞賛を述べる患者もいます**．このまま平穏に診療が終了すれば問題はありませんが，大抵は**次回来院時に症状が継続または悪化**していることが多く，同様の治療をさらに要望されます．

しかし，そのまま治療回数を重ねても改善せず，症状は徐々に悪化していき，患者にとっては初期に症状が改善していた記憶があるため，「治療

開始時の状態に戻してほしい」と要望されることもあります．

　治療回数が増えると，治療行為に対する要望はさらにエスカレートし，毎回の治療時間が長くなるか，"もっと早くよくなるために" 治療間隔を短くすることが要求されるようにもなります．毎日のように来院しては，数時間診療台に居座り，本人が納得するまで帰ることはありません．

　この時点で，歯科医師やスタッフにとってこの患者は "特別な患者" となっており，この患者が来院するだけで診療室の雰囲気が変わり，この患者が帰ると診療室全体に安堵感が広がることすらあります．

コントロール・ドラマとは

　図3は，患者の "コントロール・ドラマに入った状態" と言える状況を示します．コントロール・ドラマとは，「一度クレームをつけ，相手をコントロールできた体験から，同様のクレームを繰り返す」ことを指します．

　診療におけるコントロール・ドラマは無意識的に行われ，医療者にとって患者の要望する治療以外の選択肢が封じられる場合を指します．時には患者の欲求に対し過剰（あるいは異常）な治療を行い，正当化のために "この患者は自分でなければ治療できない" といった救済者幻想（33ページのコラム4を参照）に至ることさえあります．過剰対応による治療行為は，一見，医療者－患者間の信頼関係を深めているようにも見えますが，医療行為としては無益な場合が多いのです．

コントロール・ドラマに巻き込まれないためには

　コントロール・ドラマに巻き込まれないためには，図3の時点で患者の要望する診療を行わないことが肝要となります．しかし，実際の診療で患者の希望を拒否することは，歯科医師として強い抵抗感を覚えることでしょうし，ある程度このパターンに陥ってしまってから気づくこともあります．

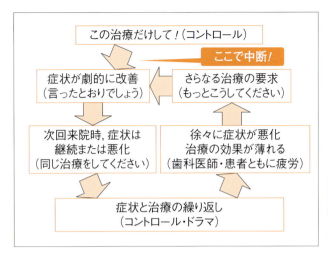

図3 自分の望む治療のみを要求してくる患者の流れ．このパターンに入る前に中断します．

　そこで，**患者の望む治療を実施する回数を，あらかじめ限定しておく方法が有効**です．「もし3回行って症状の改善が認められなければ，この治療は継続しない」と言っておくのです．そして，たとえ若干の症状改善が認められたとしても，設定した回数が終了したら勇気をもって診療を中断します．さらに「残念ですが，これ以上はできない」「私では力不足です」といったコメントを付け加え，他の医療機関に紹介する等，患者の"見捨てられ不安"を刺激しない措置を取っていきます．

　診療の継続希望には"無理な注文だ"と困ってみせ，依頼どおりにすることで起きる事態を心配してみせます．これで，**最終的には"よい医者だがコントロールするには埒が明かない"ことに気づいて諦めてもらうこと**になります．

　一部の患者に過剰な診療を提供することは，他の患者さんがあなたの診療を受ける機会を奪うことになります．したがって「難しい患者」への適切な対応は，それ以外の患者さんの"医療を受ける権利"を守り，"医療者自身と医療機関"を守り，結果的には"「難しい患者」自身"を守る方法である，と考えます．

コラム

1 リミット・セッティング

　診療の決まりごと（枠組み）を守ること．もともとは患者さんの行動化に対しコントロールのための設定を行うことを言います．たとえば，多数の愁訴があっても治療時間は一定に決め，時間が来たら「あとは次回に」して終了する．診療予約の間隔を一定に決め，それを守る（急患として来院しても主治医は対応しない）．歯科処置を行うことができずにカウンセリングのみで終了しても治療費は請求する，などです．このような一定の枠組み内で診療を行うことで，患者さんのメンタルな振幅が収まり，症状や行動が安定してくることが多いのです．

2 解釈モデル

　患者さんが持つ，自分の症状や病気についての原因，病態，経過，影響，治療法，経験，期待，などの考えや思いを「解釈モデル」と言います．患者さんの解釈モデルと医療側のモデルが一致していない場合，その後に続く診療において，モデルの相違に基づくトラブルが生じやすいものです．解釈モデルの具体的な聴取方法としては，「この症状はどんなことが原因で起きていると思いますか？」「この病気についてどのようにお考えですか？」「治療に対する希望はありますか？」などの質問をしていきます．

③ 自動思考

　ある体験に対して瞬間的に頭に浮かぶ思考を「自動思考」と呼び，不安・うつを強く感じる人では，ある一定の傾向があり，認知（ものの受け取り方）の偏りによって生じるものとされています．これをスキーマと呼びますが，個人的な確信や心の規則によるものであり，本人が自発的に気づくことは少ないのです．認知行動療法では，このスキーマへ対応していきます．特徴的な認知の偏りには「思い込み・決めつけ」「白黒思考」「べき思考」「自己批判」「深読み」「先読み」などがあります（第5項の文献[1]）．

④ 救済者幻想（レスキューファンタジー）

　ファンタジーとは，現実的ではない願望の，充足的思考を指す精神分析学の用語．もとは女性を助ける男性が「自分しかあの人を助けられない」と思い込むところから生じたと言われますが，異性関係以外でも生じます．医療者が患者に対し万能感を持ち，範囲を越えて「患者のために」「自分しかできない」と思い込み，通常行わないようなことをやってしまう状態も同様です．

症例別の対応ポイント

口臭に悩む患者への対応

7. 無臭になりたいの？

「私，臭いんです」

　口臭として気になる"臭い"がないのに，「周りの人が臭いと言う」「一日中口臭が気になってしょうがない」「お客さんが顔を背ける」というような患者さんに一度は遭遇したことがあるのではないか，と思います．しかし，実際には口臭はないため，どのように対応すればよいのか困惑した経験はないでしょうか．

　本項では，口臭に関する基本的な知識と医療面接の行い方，そして口臭に悩む患者さんへの対応法について解説します．

口臭の原因は何だろう？

　口臭を訴える患者さんを問診する際には，口臭に関する最低限の知識が必要不可欠です．診療を行ううえで知識の整理は重要ですが，**口臭患者はその悩みを他人に相談できないため，自分でさまざまな情報を集めていることが多く，他の疾患に比べて特に医療者側の理論武装が重要**になります．

　口臭の主な原因を図1に示します．原因にはさまざまありますが，**共通しているのは，微生物が増殖しやすい環境にある**，ということです．これは病的な口臭ですが，それ以外にも日常生活を送るうえで誰にでも生じう

揮発性硫黄化合物：細菌の産生物や食品の臭い
1．う蝕や歯周病
2．唾液分泌量の減少による口腔乾燥症
3．舌苔
4．清掃不良の義歯
5．不良補綴物や修復物

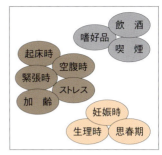

図1　口臭の原因．口臭の原因物質は揮発性硫黄化合物であり，口腔内の細菌から産生される物質なのです．そのため，口腔内にプラークが停滞しているような状況で，臭いが発生します．

図2　生理的口臭が強くなるときの状況．生理的口臭はさまざまな場面で感じられます．唾液量の減少や，女性では性ホルモンの分泌に変調をきたすときなどは実際口臭があり，さらに飲酒や喫煙などは自分では感じませんが，周りの人には嫌な臭いになります．

る"生理的口臭"についても知っておく必要があります（図2）．

生理的口臭か病的口臭か

　生理的口臭が疑われる場合には，「口臭を感じるのはどのようなときですか？」という質問をするとよいと思います．健常な人であっても，起床時や空腹時などには自分でも臭いを感じることが多く，**それを気にしているようであれば"誰もが感じていること"であり，無臭の人間など存在しないことを説明する**のが好ましいのです．

　一方，患者の口腔内から明らかに口臭が感じられる場合に，その原因が歯周病やう蝕，不良補綴物などであれば，病的口臭であり治療は容易ですが，唾液分泌量の減少やホルモンの変調が原因であると思われる場合には，"口臭が確実になくなる"ということは望めません．**患者さんへの対応としては，なぜ口臭が生じているのかを説明し本人が理解したうえで，口臭への対策として，口腔清掃を確実に行うことにより，嗅いは消失しないものの現時点よりは良化していくことを伝えます．**

- 一日中臭いがする
- 他人の仕草が気になる
- 常に臭いのことばかり気にしている
- 無臭になることを熱望している
- 歯科, 内科, 耳鼻科などドクターショッピング
- 身体的疾患であることを熱望する

図3 口臭恐怖症患者の特徴. 口臭恐怖症患者には共通した特徴があります.

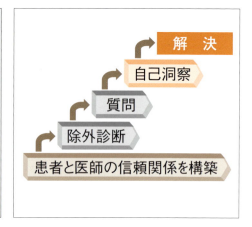

図4 口臭恐怖症患者への対応法. 患者さんとの信頼関係が構築されているのが大前提であるため, 悩みをよく聴き, コミュニケーションを図ることが解決へとつながります.

口臭恐怖症

　舌苔や口腔乾燥もなく, 口腔内に異常所見が認められないにもかかわらず, 口臭を過度に意識している場合には, 対応がかなり困難であることが予測されます. このような患者さんの特徴として, ドクターショッピングを繰り返していたり, 精神的にかなり追い詰められていたりすることが多く, さらに共通点として, **患者さんは口臭が自身の精神的な問題であることは否定し, 原因が口腔内にあることを熱望する**のです (図3).

　「これまでに口臭で何軒か歯科医院へ行かれましたか?」「口臭でどの程度お困りですか?」のような質問をすると, その答え方によって, 口臭により精神疾患 (妄想性障害や身体症状症など) が発症していることが疑われる根拠になります. このような, いわゆる口臭恐怖症や心理的口臭症などと定義される患者さんに関しては, 口臭の原因を検査しながら精神心理学的な対応も必要となります. さらに, **必ず注意しなければならないこととして, たとえ口臭が認められなくても"口臭を否定しない"ことです**.

　このような患者さんには, 口臭に関するさまざまな検査を行ってもおそ

らくすべて“異常なし”となるでしょう．そこで，①**いつから口臭を感じるようになったのか**，②**口臭を感じるようになったきっかけは何か**，の二点について質問しますが，ここで得た情報は後に行う治療やカウンセリングに非常に役立ちます．しかし，カウンセリングを行うには患者との信頼関係が構築されていることが最も重要で，そのためには，患者さんの悩みを十分聴くことが大切です（**図4**）．

「①いつから……」の質問については，その頃は実際に口臭が生じていた可能性も否定できないため，**“当時は実際に口臭があったかもしれませんが，今はしっかり口腔清掃ができているのでもう大丈夫”と自己暗示させることにより，解決に導ける**こともあります．また，病悩期間についてもわかるので，長ければ長いほど悩みが深いことを覚悟しなければなりません．

「②きっかけ……」の質問については，口臭が原因で人生が変わってしまったことがトラウマになっている可能性も考えられます．たとえば，**口が臭いといじめられたり，口臭が原因で失恋したことなどがきっかけで，その後，口臭恐怖症となることもあるため，心理的な原因を解明するにはこの質問は必須**です．

口臭恐怖症の患者への対応として大切なことは，患者さんの悩みを理解して聴き入れることであり，それが信頼関係へとつながります．その後，**さまざまな検査や口臭測定などを行い，現状としては口臭がないことを説明し，カウンセリングを行いながら“もしかしたら自分に口臭はないかもしれない”と自己洞察させることにより，解決へ導くことが可能**となります．

治療を怖がる患者への対応

8. 怖い……治療したい……
でも怖い！

治療を怖がる患者さん，どうしましょう！

　初診の患者さん．ユニットに誘導したのに座ろうとせず，終始怯えた表情でうつむいています．まだ何もしていないのに，目には涙を浮かべて小刻みに震えています．歯科治療が嫌い？　それとも私のことがそんなに怖い？　とりあえずユニットに座ってもらわないと何もできないし，困ったなあ……，どうしましょう．

恐怖を覚える対象はさまざま

　「歯科治療に対して過度な恐怖や強い不安を抱くことにより，治療を行うことが困難な状態」を「歯科治療恐怖（症）」と言います．アメリカ精神医学会の診断・統計マニュアル『DSM-5』では，不安症／不安障害群の１つである限局性恐怖症の「他の医療処置の恐怖」に該当します．なお精神科領域においては，**「不安」とは対象のない恐れのこと**，**「恐怖」とは対象のある恐れのこと**を指します．

　たとえば，抜歯や歯の切削，浸潤麻酔，タービン音や薬剤の臭い，治療行為を行う歯科医師などに対して患者が恐れを感じる場合は，対象が明確な「恐怖」です．また，食事の際のスプーンは口腔内に挿入できるのに，診療中，口腔内にデンタルミラーを挿入しようとしただけで嘔吐感を訴え

る患者さんもいます．さらには，エックス線写真の撮影後，口腔内の現状説明を行っている最中に，その後の治療を想像して過呼吸を起こす患者さんもいます．

このように，患者の恐怖を引き起こす対象も，恐怖の結果生じる症状もさまざまですが，**一度恐怖心が出現するとそれが継続し，歯科受診が困難となって長年にわたり歯科治療をまったく受けつけないことさえあり**ます．

歯科治療恐怖を作らないために

一部は精神疾患の幻覚から生じる場合もありますが，**歯科治療恐怖を訴える患者さんのほとんどに，強い恐怖を感じた過去の歯科治療体験**があります．多くは幼少期の歯科治療の際，無理やり身体を押さえつけられながら治療を受けたことにより，「歯科治療が怖くなった」と話すことが多いのです．また，幼少期だけではなく成人後であっても，治療中に気分が悪くなったにもかかわらず歯科医師が治療を中断せず，強引に治療を続けたことによる不信感や恐怖心，その後の精神面へのフォローがなかったこと，さらには**我慢を強要されたり，治療に耐えられないことをなじられた**"嫌な体験"から生じてくることもあります．

歯科治療恐怖を訴える患者さんは，"今後また同じようなことが繰り返されるのでは？"という不安を常に感じ，歯科治療を避けるようになってしまいます．そのため，通常と同様の対応では恐怖心を助長するだけなのです．**歯科治療が契機となって生じた症状である可能性を含むことを理解**したうえで，**患者と向き合う必要**があります．

認知行動療法の実践

歯科治療恐怖を訴える患者さんに対しては，治療を始める前に"歯科治療の恐怖は頑張れば克服可能である"ということを伝え，恐怖心の克服を"ゴール"に設定します．そして，歯科医療者側が治療を行うだけでな

く，共に恐怖心と戦い，精神面のサポートも行うことを約束します．

そのテクニックの1つには，**認知行動療法があり**（**60ページのコラム** ⑤**を参照**），なかでも不安階層表を使用する系統的脱感作法が有効である，と言われています．**不安や恐怖を引き起こす対象に実際に直面させること を「曝露」と言い，系統的脱感作法は，徐々に強い曝露を実施して不安や 恐怖に慣れさせていく方法**です．

まず，抜歯・浸潤麻酔・スケーリング・印象採得など，一般的な歯科治 療を項目として挙げて，その項目1つ1つについて，現状で可能・困難・ 不可能な処置に患者さん自身で順位づけをしてもらいます．あるいは，患 者さんが体験する最強度の不安・恐怖を100点，まったく不安を感じない 状態を0点とし，各項目を5点または10点間隔で数値化してもらうことも あります．**これを点数順に並べたものを不安階層表**と呼びます．

不安階層表に従い，最初は点数の低い，可能な処置から順に行っていき ます．患者さんが治療の環境に慣れてきたら，徐々に困難と順位づけした 処置を行っていきます．**可能になった処置はほめ，治療が前進しているこ とを常に伝えつつ，患者さんのモチベーションが下がらないように配慮す ることがポイント**です．曝露の段階が遅々として進まないときなど，医療 者側が少しでも焦ったり，いらついたりすると，患者さんは敏感にそれを 察してしまうため，患者さんの体調も考慮しながら無理はせず，焦らずゆ っくり前進していきます．

寄り添う姿勢が一番の良薬

毎回，**治療ごとに患者さんの表情・行動・言動を確認し，体調を考慮し たうえで，患者さんのペースに医療者側が合わせることが重要**となりま す．前回はできた処置であっても，体調不良や精神状態が不安定なときに は困難な状態に後戻りしてしまうこともあります．治療困難と判断した場 合には治療行為は行わず，次に頑張ることを約束して"今日来院したこ と"を受けとめて認め，診療を終わりにします．そして，"次回はきっと

できるからまた挑戦しよう"と保証し，安心感を与え続けていく．患者さんの気持ちに寄り添うことでラポールが形成され，患者さんも徐々に安心できるようになるのです．

　患者自身が安心感を抱くようになれば，「先生も大丈夫だって言ってたし，前回はできなかった治療だけど今回はやってみようかな」と，前向きな発言や行動が増えてきます．このような，**患者の"前向きな気持ち"と私たち医療者側の"寄り添う気持ち"が，歯科治療恐怖の克服を支援してくれる**ことでしょう．

　歯科治療に対する恐怖心から受診できず，人知れず痛みに耐えて困っている患者さんが1人でも多く，恐怖心を克服したいという気持ちになり，前進できることを願っています．

参考文献

1）大熊輝雄：系統的脱感作療法（現代臨床精神医学 第8版）．513，金原出版，東京，2000.
2）岸田朋子，石神哲郎，屋島浩記，浅野陽子，横山幸三，椙山加綱：系統的脱感作法が有効であった極度の歯科治療恐怖症の1例．日歯麻誌，33（1）：75-80，2005.
3）河合利方，徳永聖子，中野　崇，磯貝美佳，福田　理，土屋友幸：歯科恐怖の形成要因に関する研究―第1報 治療体験との関連性―．小児歯科学雑誌，39（4）：807-813，2001.
4）佐野富子，田邊義浩，野田　忠：歯科恐怖に関する研究―第2報 小児期の歯科治療経験との関連―．小児歯科学雑誌，39（5）：1059-1068，2001.

舌の痛みに悩む患者への対応

9. 悩ましい舌の痛み①

さまざまな舌の痛み

　口元を手で押さえ，うつむきながらユニットに座る女性患者．毎週同じポーズ．「いかがですか？」と声をかけると「……**痛いです**……」．「やっぱり舌ですか？」「……そうです」「この間と同じところですか？」「……いえ，昨日あたりから舌の右側あたりが……」．

　「どんな痛みですか？」「**ピリピリ，チクチクします．ビリビリすること**もあります」「食事中はどうですか？」「**それが食事中は痛くないんです**」「痛むのはどんなときですか？」「**テレビをぼーっと観ているときとか**……」「痛くて眠れないとか，夜中に目を覚ますことは？」「**それはありません**」「一日中痛いんですか？」「**はい，朝，目が覚めたときから痛みます**」．「うーん」「**今日も一日痛むのかって，落ち込むんです**」

　「**先生，やっぱり舌の癌とかじゃないんですか？**」「毎回舌を拝見していますが，それはないと思いますよ」「**今日は右上の歯が触れて痛むので，丸めてください**」「あまり削ると……」「**でも，痛いんです．お願いします**」「（仕方ないか……）わかりました，少しだけですよ」．

舌痛症の特徴

　舌に疼痛ないし違和感を訴える疾患の中で，器質的な変化が認められ

ず，さらに神経痛や関連痛等が除外された，いわゆる "原因不明" の舌痛症状が持続する病態を「舌痛症」と呼びます．永井[1]らは，狭義の舌痛症を「心理情動因子に起因し，舌に異常感を訴えるが，それに見合うだけの器質的（肉眼的）変化がないもの」と定義しています．

舌痛症の臨床的特徴には，以下のようなものが挙げられます．

① 男女比は１：４～１：８で女性，特に40～50歳の中高年の発症例が多い．

② 痛みの訴えは舌尖，舌縁に多い．

③ 歯科治療が発症の契機となることがある．

④ 痛みの表現が「ヒリヒリ」「ピリピリ」「チリチリ」など，疼痛より異常感を訴える．

⑤ この異常感は，摂食時には消失するか軽減する．

⑥ 飴やガムなどを常食して痛みを和らげている．

⑦ QOL には影響しないが，本人は一日中，切実に悩んでいる．

⑧ 仕事や好きなことなど何かに集中しているときには感じず，何もしていないときに強く感じる．

⑨ 感じる部位に意識を向け，セルフモニタリングを常にしている．

⑩ 手鏡などで舌の形態・色調を頻繁に観察する行為が多い．

⑪ 舌粘膜の一部や舌苔を舌癌ではないかと疑い，「癌恐怖」を伴うことがある．

舌痛症へのアプローチ

しかし，前述した特徴を医療面接により聞き出したのち，即「舌痛症」と診断するのは早計です．

まずは舌の診察を丁寧に行い，器質的所見がないことを確認する必要があります．また患者さんは，「この歯が舌に触れると痛い」と口腔内の具体的部位を訴えることが多く，**訴えの指摘がある歯および修復物，補綴装置等を詳細に診査していくことも重要**となります．病悩期間が長く，何カ

所も医療機関を受診している患者さんでは，今まで「気のせい」にされて
きた症状に対し，「とても丁寧に診てもらえた！」と感謝され，患者さん
とのラポールが形成されるメリットもあります．

　患者さんの訴える鋭縁は視診では観察されなくとも，実際に術者の指で
触れてみるとわかることがあります．鋭縁は歯冠咬耗面の縁，修復物の辺
縁（マージン），時に義歯の一部であったりします．**義歯装着時のみ異常
感を感じる，という訴えには口腔外の義歯観察で終わらせず，口腔内に義
歯を装着した状態で触診も含め十分に診察していくと，訴えに見合う鋭縁
を発見する**ことがあります．これらの鋭縁を研磨し，症状が消失すれば，
舌痛症ではないことになります．

痛み行動

　患者さんの訴える部位の鋭縁を除去し，形態的には凸だが舌を傷つける
程度ではない状態，表面が研磨されザラつきがない状態であるにもかかわ
らず，痛みを訴え続け，歯や修復物の研磨・形態修正を執拗に要求される
場合，どうすればよいでしょうか．

　「患者が希望しているし，とりあえず大きな影響はないだろう」と安易
に形態修正を行うと，処置直後は「楽になった」と感謝されますが，次回
にまた同様の処置を要求されます．これが繰り返されると，ついには歯冠
形態を大きく損なう結果となり（図），取り返しがつかなくなる恐れがあ
ります．処置そのものが「**痛み行動**」（60ページのコラム⑥を参照）を助
長し，舌痛の継続に寄与してしまうのです．

　**舌が歯に触れるのは自然なこと，舌を傷つけるような鋭縁は口腔内に認
められないことを説明し，これ以上形態修正を行わない方向に転換してい
く必要があります．**このとき，患者が訴える「痛み感覚」は否定せず，舌
痛症の特徴や病態をよく説明し，別のアプローチを提案していく必要があ
ります．

9. 悩ましい舌の痛み①   47

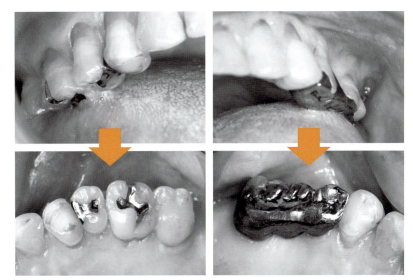

図 舌痛治療のため，舌の接触部位を繰り返し研磨した状態．上顎臼歯の舌側咬頭はほぼ失われていますが，舌痛は継続．患者さんはさらなる修正を要求してきます．

*

　歯冠形態修正等，不可逆性の処置は，他覚的な所見がある場合を除き，できるだけ行わないほうがよいのです．舌痛症の病態は未だ解明されていないため，さまざまなアプローチがあり，可逆性のアプローチから進めていくことが望ましいところです．

参考文献

1）永井哲夫：舌痛症．歯科心身医学（日本歯科心身医学会 編），247-256，医歯薬出版，東京，2003.

舌の痛みに悩む患者との付き合い方

10. 悩ましい舌の痛み②

出たり消えたりする舌の痛み

　前項に引き続き，舌の痛みを繰り返し訴えて来院する女性患者さんへの対応です．やはり口元を手で押さえ，うつむきながらユニットに座る．

　「その後，いかがですか？」「……**痛いです**……」「変わらない？」「……そうですね．何も感じないときもあるんです」．

　「痛くないときがあるんですね」「……ええ，このままよくなってくれるといいなあって思うんですけど……」「けど？」「昨日あたりからまたピリピリして……」「痛みが出てきた……」「はい．まだ治らないんだって思って，急に落ち込むんです．先生，やっぱり舌の癌とかじゃないんですか？」「いや，何回も舌を診せていただきましたが，それはないと思いますよ」．

　「もう一生治らないんですか？」「いや，そういうものではなく，これは舌痛症といって……前にもお話ししましたけど……（あれ？　また同じことの繰り返しだ……）」．

舌痛症と考える前に

　前項では，舌痛症患者の特徴およびアプローチの概要を述べました．特に無意味な歯・補綴物の形態修正は，舌痛をかえって長引かせることがあ

る点を指摘しました．

　安彦[1] は，舌痛を訴える原因疾患として器質的変化を伴うもの10項目，器質的変化を伴わないもの6項目を挙げています．**舌痛症はこれらの項目の中の1つであり，他の15項目が否定されたときに初めて「舌痛症」と鑑別**されます．

　器質的変化を伴うものでは，舌の詳細な観察が重要となりますが，**触診をしなければ触知できなかった腫瘤が腺様嚢胞がんであったとの報告**[1]，**また紅斑性カンジダ症では明らかな異常所見を呈さないことがあり，視診のみでは鑑別困難であるとの報告**[2] は，**舌痛症の鑑別の難しさを認識させてくれます**．メンタル面と関連する舌痛への対応法について豊福[3] は，舌痛症に限らず，心理的な影響が強く疑われる症状全般に対して応用できる治療法を紹介しています．

　また，湯浅[4] は"舌で歯を触る癖"から生じた舌炎による舌痛と，この癖を軽減する対応法を報告しています．この癖はTCH（Tooth Contacting Habit）とも関連し，舌側縁の歯の圧痕を生じていることが多く認められます．この行為を患者が自ら気づき，その"舌癖"を止めていくことで消退する舌痛については筆者も経験しており，舌痛を訴える患者さんへのアプローチとして行うことも多いところです．

舌痛との付き合い方

　しかし，実際に舌痛を訴える患者さんが来院しても，簡単な舌の視診を行って異常所見がなければ，「悪いところはない」「気のせい」「そのうち治ります」と説明し，含嗽剤の処方などで終了してしまうことが多いのではないでしょうか．専門家の"お墨つき"により症状が消退するような患者さんに対してはこの対応でも問題はありませんが，**なかには「もっと悪い病気なのではないか」と逆に患者の不安を増大させてしまう場合もあります**（第5項を参照）．そうならないためには，丁寧な舌の診察と，舌痛について時間を割いてわかりやすく説明し，今後も"引き続き診ていく"

ことを保証します．こうした医療者の親身な態度は，患者の不安を和らげていく効果があります．

　一方，**舌痛症の本態については未だ不明な点が多く**，鑑別の結果，**舌痛症の対応が必要となった場合，現状では心理療法と薬物療法が推奨されます．心理療法では認知行動療法が，薬物療法では神経障害性疼痛に使用する**プレガバリンや三環系抗うつ薬などの有効性が確認されており，第21項・第22項で紹介していきます．

「痛みのないとき」に焦点をあてる

　舌痛症の治療が奏功し，短期に舌痛の消退を見ることも多くあります．しかし，症状は緩和しても完全に消えることはなく，治療が長期化する場合もあります．また，仮に症状が軽減していたとしても，患者さんはもちろん医療者も，残った症状に焦点をあて，その対策を講じがちです．**完璧主義の患者，不安傾向が強い患者では，症状が以前の10～20％に減じていても満足せず，症状の完全消退・完全治癒を追求**しがちです．

　このような患者さんは，来院の前日などは普段以上に舌に意識を向けて痛みの具合を観察しますが，この行為が「まだ痛みがある」という訴えにつながるのです．そして残った症状に対して何らかの処置を行うことは，その症状に改めて意識を向けさせることにもなるため，感覚は鋭敏化し，かえって訴えが再燃する場合も考えられるのです．

　心理療法の１つである，**解決志向アプローチ**（Solution Focused Approach）の手法の１つに「例外探し」があります（61ページのコラム7を参照）．**この手法を応用し，症状がないときに焦点をあてて経過を聞いていくとよいのです**．舌痛を感じていないときがあったか，それはどんなときで，どの程度の時間だったか．また，痛みを感じないときに何をしていることが多いか，など，痛みのないときのことを詳細に聞いてみます．可能であれば日々の症状の変化を記録してもらい（疼痛日記），患者さんと一緒に内容を検討していくと，痛みのないときの状況分析から，患

者さん自身が解決法を発見することも多いのです.

　少なくとも，残った症状に目を向け，「まだ治らない」と考えるより，**症状が消えた状態に注目し，「以前に比べてこれだけよくなった」と認識**することで，**治療に対する意欲も変化してくる**はずです．一度お試しください．

参考文献

1）安彦善裕：舌の痛み──その原因と鑑別，対処法．日本歯科評論，76（2）：24-30，2016.
2）山崎　裕：口腔カンジダ症による舌の痛みへの対応．日本歯科評論，76（2）：31-42，2016.
3）豊福　明：舌痛症への対応．日本歯科評論，76（2）：43-52，2016.
4）湯浅秀道，安藤彰啓編著：抜歯・小手術・顎関節症・粘膜疾患の迷信と真実．118-120，クインテッセンス出版，東京，2015.

咬合に違和感を訴える患者への対応

11. かみ合わせ, 咬み合わせ, かみあわせ……

「とにかく右が高いんで……」

本日最後の患者さん.「先生, この間変えてもらった仮歯, 右が高いんです. 帰るときはよかったんですけど, 帰ってすぐ物を食べらだめで, 今日まで本当に辛かったわ」「前歯も当たるし, お友達から"あなたのしゃべりかたって変ね"とか言われてるんですよ」「寝てる間も気になって気になって, なんだか身体中変なの. これ全部咬み合わせのせいですよね」「とにかく右が高いんで, 今日は左を高くしてください*!*」.

ここで歯科医師から初めて一言「**右を低くしたほうがいいのでは？**」と口にした途端,「いいんです*!* 左を高くしてください*!*」. ああ, 今日はいったいどれくらい時間がかかるんだろうか……？

"咬み合わせ"を主訴とする患者さんの特徴

咬み合わせの異常感, 違和感を強く訴え, 咬合の変更を希望する一群の患者がいます. しかし, 通常の検査（咬合紙, シリコーン, ワックス等）で咬合状態を確認しても異常は認められないか, 患者さんの訴えに見合うだけの所見はないことが多いのです. また「どこで咬んだらいいのかわからない」ということが訴えの中心で, あなたの咬合接触は正常であり, 問題点は見当たらない, ということを十分に説明しても, まったく受け入れ

ない患者もいます.

咬合の変更を執拗に訴える点が，これらの患者に共通して認められる特徴です．その訴えは明確なことが多く，歯科医師がその指示に従って咬合調整等を行うと，一時的に症状は軽減しますが，次回来院時には別の部位の訴えと変更内容が指示され，これを繰り返すことになります．こういったサイクルに入ると，患者の咬合感覚が基準となり，患者さん主導の咬合調整が繰り返されます．病状が長期に及ぶ患者では，多数歯がテンポラリークラウンの状態で数年～十数年経過している，臼歯部咬合面にコンポジットレジンが大量に築盛されている，あるいは多数の天然歯咬合面が大きく咬合調整された状態になっている，ということがあります.

そのうえ，診療は患者さんが咬合の状態を受け入れ，納得するまで終了させてもらえません．したがって1回の診療は長時間にわたり，アポイントは午前または午後の最後に入れざるをえなくなります．診療開始後数回は咬合の変更により症状は軽減しますが，徐々に改善を示さなくなり，回数を重ねるごとに悪化することも多いのです．そして，最後には"初診時の状態"に戻すよう，強く要望されることさえあります（第6項を参照）.

こうして，診療開始時にはあったはずの，歯科医師・患者間の信頼関係は徐々に崩れ，お互いが診療を苦痛と感じることも珍しくありません.

咬合違和感症候群とは

このような患者に関する報告は多く，さまざまな用語がつけられています．Marbach[1]は「Phantom bite」という用語を提唱し，その特徴として挙げているものは，日本歯科補綴学会による「咬合違和感症候群」とほぼ一致しますが，結論として治療法については，「最もよい方法は治療をしないことである」とさえ述べています.

日本補綴歯科学会は2013年にポジションペーパーとして，「咬合違和感症候群」（Occlusal discomfort syndrome）を提唱しています[2]．この定義は「咬合の異常の有無にかかわらず，咬合の違和感を訴える病態の包括

表　狭義の「咬合違和感症候群」の特徴（文献[2]より）

患者は以下のような特徴をもつが，明らかな器質的異常は認めない.
1. 年齢は 20 〜 80 歳である.
2. 発症後の経過は長く，おおむね 10 年以上である.
3. 男女比はほぼ同じである.
4. 歯科治療後の咬合の微妙な変化による顎の動きの変化を受け入れられない.
5. 正常な咬合感覚を誤って，ないしは過度に認識したりする.
6. 必ずしも咬合に関する治療が行われていなくても発症する.
7. すべての身体症状が咬合に起因していると信じて疑わない.
8. ドクターショッピングを繰り返し，心理的，社会的そして職業的損失を受けている.
9. 頻繁に自分の咬合や顎位のチェックを行う.
10. 他覚的にみて咬合に異常が認められない場合でも「自分のかみあわせは異常である」と信じて疑わず正常咬合へ執拗にこだわる.
11. 新たな歯科医院を受診する時，過去の治療装置（補綴装置やテンポラリークラウンなど），長い手紙や自分で描いた絵などを持参する.
12. 精神疾患を認める場合でも，精神科の受診を強く拒否することが多い. 薬も服用してくれないことが多い.

的症候群」とされ，広義と狭義に仮分類されています. 表に狭義の咬合違和感症候群の特徴を示しました. 公表時点では，「十分に質の高い論文が少なかったためガイドライン策定は見送られた」とのことですが，早急な策定が望まれます.

　なお，この病態の患者群は原因が未だ不明の点も多く，脳機能との関連性等が報告[3] されています.

症状を複雑にしない対応法を

　残念ながら，この症候群に対して確立された治療法はありませんが，脳機能との関連から，薬物療法が有効であるとの報告[3] があります. **患者さんの"咬み合わせへのこだわり"を"思考の癖"と捉えると，第8項で紹介した認知行動療法的対応が有効とも言えます.** 患者さんが常に咬み合わせを意識し，咬合の確認行為をしていることを指摘したうえで，そのような行動や思考法を変容してもらう……というアプローチです. しかし病

悩期間が長期の患者さんではこの説明を受け入れることが難しく，対応に難渋することが多いのです．

少なくとも「気のせい」「気にしすぎ」「精神的」という言葉は，患者さんが自覚している症状や長期に及ぶ治療経過を否定することになるため，使わないよう心がけます．そして，

「訴えはわかるが，もし咬み合わせが問題であれば，今までの治療で少しは改善が認められるはず」

「過去の咬み合わせに戻ることはできず，今から少しでもよくなることを実行していくほうがよい」

「咬み合わせを治しても症状が変わらないのは，別の要素が影響しているのではないか」

「歯から脳へ信号が送られる途中の神経回路が変化し，ほんの少しの変化を敏感に感じてしまう状態が問題」

「敏感になった感覚に咬み合わせ治療を行うと，その変化が新たな刺激となり，悪循環に陥ることがある」

などと説明を行い，続けてきた咬合治療を一度中断することが有効と思われます．また，もし咬合治療を行うのであれば，治療の間隔を最低でも3〜4週間，可能であればさらに長く空けて行うと，症状が落ち着いてくることがあります．

*

「患者さんに寄り添った診療を行う」ことがますます求められる世の中です．しかし，それは患者さんの望むまま，言うがままの診療を行うことと同義ではありません．歯科医師として最新の情報を収集し，医学的な根拠に基づいた診療を行うことが，最終的には症状の軽減や治癒に結びつき，信頼関係を築くことになると考えます．

参考文献

1）Marbach JJ：Phantom bite．Am J Orthod，70（2）：190-199，1976．
2）玉置勝司ほか：咬合違和感症候群．日補綴会誌，5（4）：369-386，2013．
3）豊福　明：歯科心身症への新しいアプローチ．口病誌，74（3）：161-168，2007．

体性感覚異常患者への対応

12. 歯肉から伸びる ナイロン紐の正体

「歯ぐきから紐が出てくるんです」

　患者さんが急に「歯ぐきからナイロンの紐が出てくるんですよ」と訴えます．もちろん口腔内にそんなものはありませんし，ましてや歯肉からナイロンの紐が出てくるはずがない，自明です．"相手にしないほうがいいかな……"となる．しかし，「先生にセラミックを被せてもらってからなんですよ，それまではなんともなかったのに」となると，話は変わってくる．そんな悠長なことは言っていられない，急転直下の青息吐息なのです……．

無になろう，そして，受け入れよう

　さあ，受け流すことができなくなった今，患者さんの言う「紐」の正体を探らなくてはなりません．まず**なすべきことは，先入観をなくし，訴えをそのまま受け入れる**ことです．とはいえ，紐が出ていることを受け入れるのではなく，**"患者がそう感じていること"を受け入れ**，その**"感覚"**の原因を探っていくわけです．

　何か繊維状のものが挟まっているのかもしれないし，補綴物の辺縁がめくれているのかもしれません．実際に「口の中にビーズが溢れてくる」と訴えた患者さんは，拡大した鼓形空隙から舌で唾液を押し出し，空気を含

んで泡状になった唾液を「ビーズ」と表現していました．このように，患者の表現方法によって奇異に感じるだけかもしれない．あるいは，歯肉からナイロン紐が出てくるという未知の病が存在するのかもしれないのです．

したがって，**口腔内に問題があるかどうかの除外診断が，まずは重要と**なります．訴えに見合う所見があれば回復すればよい．また，本当に歯肉からナイロン紐が出てくる場合は，迷わず，しかも早急に論文にまとめて公表すべきでしょう．

除外診断で口腔内疾患が否定されたら，その紐を見ることができるか，触ることができるかを確認します．もし目に見え，触れることができ，あまつさえ「ほら，これですよ」と見えないものを摘んでみせたなら，それは患者さんか，あなたの幻覚・妄想の可能性が高いわけで，そのときはそれなりの対応が必要です（**第17項**参照）．しかし，患者さん自身にも見えないとなると，**それはセネストパチーの可能性が高い**と言えます．

悩ましき「口腔セネストパチー」という病

セネストパチーとは「**長期にわたる奇妙な異常体感のみを訴えるが，感情・意欲などの他の精神機能に一次性の障害を示さない一群の患者のことを指す**」と定義されます．簡単に言うと，あなたが芝生に座っているとき，脚の上に蟻がのぼってきたとしましょう．すると，その部分の皮膚は蟻が歩く感覚，あなたがよく知っているあのモゾモゾした感じを**体性感覚**（61ページの**コラム⑧**を参照）として脳に送る．脳ではその感覚を過去の記憶と結びつけ，「脚の上に虫がいる」と実際に見なくても理解できるのです．しかし，**そのモゾモゾ感だけははっきりと感じることができるのに，脚を見ても何もいない．これがセネストパチー，体感異常という精神疾患**です．

今回はこの疾患が口腔内に現れた例ですが，ご存知のとおり口腔内は暗くて狭い．自分で確認することが困難であるにもかかわらず，面倒なこと

に患者さんにその認識は乏しいため，「いや，見えないけれど確かにある
んですよ」となります．仕方がないのでライトやらミラーやらを駆使し
て，どこにもないことを一緒に確認する．そして，なんとか"何もない"
ことを認めさせると，次は「これを入れるまでは何ともなかったんだか
ら，やっぱり歯のせいじゃないでしょうか」となる．これまた自明，悩ま
しいところではあります．

　奇異な訴えを主訴に当センターを受診し，**精神科にてセネストパチーと
診断された症例の統計では，なんと76%が歯科治療を契機に発症してい
ました**．しかも，その半数以上は治療部位に発症しているのです．しか
し，これはセネストパチーが外傷を契機に発症することも多いという事実
と併せてみれば，当然の結果とも言えるのです．

　**セネストパチーという概念を持ち合わせていなければ，責任感の強い善
良な歯科医療従事者は，必要かつ正当な処置をしたにもかかわらず罪悪感
に苛まれ，何とかしようと悪戦苦闘することとなります**．しかし，この戦
いに勝利することは非常に困難であると言わざるをえません．なぜなら敵
は口腔内ではなく脳内，それもおそらく視床領域にいるからです．このた
め，この戦いは勝利どころか往々にして過剰診療となり，抜歯までしたの
に症状が改善しない，といった悲しい結果を招くことさえあります．

正しき場所へ……

　セネストパチーであると解明されれば，あとはそれをしっかりと患者さ
んに伝え，改善のために精神科的な治療へと導くこととなります．患者さ
んの理解度や性格にもよるため，一様にはいきませんが，以下のような内
容を伝えてみます．

　「確かに口の中にそのような物は認められません．でもその感覚は嘘で
はなく，本当に感じているのだと思います．だから，**何でもないわけで
も，頭がおかしくなったわけでもなく，これは体感という感覚の異常**だと
思います．実際に脳が感じている感覚ですが，それは**間違った情報が脳に**

伝わっているために感じていることなので，その原因は口の中ではなく，それを伝える神経や，認識する脳の中にあると考えられます．そのため歯科ではなく神経科の治療が必要なのです」．

もちろん，最良薬である医療者の優しい笑顔も忘れずに．

参考文献

1) Dupré E, Camus P：Les cénesthopathies．Encephale, 2：616-631, 1907.
2) 大津光寛, 長谷川 功, 苗代 明, 石井隆資, 岡田智雄, 北原和樹, 佐藤田鶴子, 木村真人, 遠藤俊吉：口腔セネストパチー発症の契機となった歯科治療の臨床的検討．心身医, 43 (2)：137-143, 2003.
3) Honma F, Kimura M, Endo S, Ohtsu M, Okada T, Satoh T：Oral cenesthopathy examined by Rorschach test．Psychiatry Clin Neurosci, 60 (2)：154-159, 2006.
4) 舘野 周, 木村真人, 下田健吾, 葉田道雄, 森 隆夫, 鈴木博子, 村田雄一, 遠藤俊吉, 水村 直, 佐藤田鶴子：セネストパチーの123I-IMP SPECT 所見：うつ病との比較．脳と精神の医学, 12：127-231, 2001.

コラム

5 認知行動療法

物事の認知に歪みが生じている患者に対し，患者自らの力で修正し，よりよい行動をとろうとすることを支援する方法です．代表的な方法として，現実刺激による系統的脱感作法があります．不安反応に拮抗する弛緩状態（リラックス状態）のもとで，患者さんが不快や困難と感じる刺激に対して直接曝露させる方法です．最も弱い刺激から順次より強い刺激を与え，最終的には最も強い刺激でも不安が起こらないようにする，という逆制止理論（第8項の文献[1]）に基づいています．

6 痛み行動（pain behavior）

疼痛行動，疼痛顕示行動とも言います．痛みや苦痛から生じる観察可能な行動を指しますが，痛みの一次的原因となる障害が治癒しても，行動が長期に続くものを言います．慢性的な痛みでは，痛み行動を繰り返すことで，痛みの感覚強化につながります．この行動（言動も含む）により，家族の関心を引く，仕事の責任を回避する等の結果が生じ，さらに行動が強化されて痛みが継続します．繰り返される医療行為は"痛み行動"として働くことがあり，注意が必要です．

7 解決志向アプローチ（Solution Focused Approach）

　心理療法の中の短期療法（ブリーフ・セラピー）の1つで，Steve de Shazer と Insoo Kim Berg らが開発しました．クライアントの問題が起こっていない状態（例外）に焦点をあて，そこから解決の手がかりを探索し，解決に役に立つ「リソース＝資源」を発見し，活用していきます．問題や症状が起こっていない例外時には，発生時と比べてどのようなことが違っていたかを観察し，そのときの解決法をさらに活用するように勧めていくのです．「何がいけないのだろうか？」と考える代わりに，「何ができるのだろうか？　どうすれば解決するのだろうか？」と考えることに焦点をあてていくほうが，短期間で解決に結びつくことが多い，と言われています．

8 体性感覚

　体性感覚とは，触覚，温度感覚，痛覚の皮膚感覚と，筋や腱，関節などに起こる深部感覚を指します．頭頂葉に体性感覚野があり，体性感覚の入力量や重要性に応じて身体の各領域ごとに野の面積が割り当てられています．その各部位に対応した脳の表面積をもとに作った模型がペンフィールドのホムンクルス（図）ですが，口腔の感覚野がいかに大きいかがわかります．

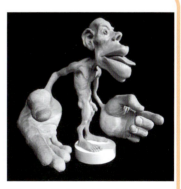

図　ペンフィールドのホムンクルス（ロンドン自然史博物館ホームページより）．

精神疾患, パーソナリティ障害患者の 対応ポイント

うつ病患者への対応

13. 命の門番・ゲートキーパー

珍しい病気ではない「うつ病」

うつ病は決して珍しい病気ではありません．日本における生涯有病率（これまでに「うつ病」を経験した人の割合）は3〜7％と言われています．単純に計算すると，1週間に患者が100人来院したら，そのうちの3〜7人はうつ病の経験者ということになります．

近年，うつ病がさまざまなメディアでとりあげられていますが，それはなぜかと言うと，うつ病の患者は自殺を図るからです．『平成25年中における自殺の状況』（内閣府自殺対策推進室，警察庁生活安全局生活安全企画課）の付録のデータ（平成19年の自殺統計原票を改正）によれば，原因や動機のわかっている27,318人の自殺者のうち，5,832人がうつ病を原因とし自ら命を絶っています．つまり，原因や動機の重複はありますが，**自殺者の21％がうつ病に関連した原因で自死している**，ということです．

うつ病患者の歯科受診

上記のような有病率ですから，うつ病の患者が歯科疾患に罹患し，歯科医院を訪れることは当然ありえます．うつ病の治療を受けている場合は，服用している薬剤との併用禁忌や併用注意があるので，使用する局所麻酔薬や抗菌薬，鎮痛剤の処方に注意すれば，問題なく歯科治療が行えます．

しかし，"うつ病に罹患している"と自分では気づいていない患者さんの場合は，身体症状は訴えてきますが，精神症状は自ら訴えてくることがない[1]ため，うつ病が見過ごされてしまう可能性があります．**今まで通院していた患者さんが何となく元気がない，悩んでいる様子だ，健康保険証が変わった……など．さらに，口腔内を精査しても患者さんの訴えに見合う疾患や異常が見当たらない場合は，その原因の1つとして"うつ状態"を疑う必要があります．**

うつ病を引き起こす要因

うつ病を引き起こす要因，環境の変化には，以下のものが挙げられます．

① **引っ越し**：「引っ越しうつ病」という言葉があるくらいで，原因となりやすい．特に母親が子供の教育問題や，近所付き合いで悩む．

② **転職，転勤，単身赴任**：職場や生活環境が変わる．

③ **出向，リストラ**：リストラされると経済的に困窮する．

④ **定年退職**：仕事が生き甲斐だった人は，生き甲斐を失う．その妻は定年退職した夫が毎日家にいるのでストレスが溜まる．

⑤ **昇進，栄転**：周囲の人にとってはうらやましい限りですが，本人にとっては嫉（ねた）まれないか，仕事の責任が重くなり，結果を出さなければいけないのではないか，とプレッシャーになる．

⑥ **経済問題**：不況等で収入が少なくなり生活ができない．家族を養えない．

⑦ **病気，事故**：自分や家族が病気になったり，事故に遭ったり，あるいは他人を事故に遭わせてしまった，など．

⑧ **配偶者の死，親しい人との別れ**：この直後のうつ状態は自然な反応であるが，あまりにも長い場合は病的である．

⑨ **結婚，妊娠，出産**：マリッジブルーやマタニティーブルー．

⑩ **子供の結婚，独立**：「空（から）の巣症候群」と言い，子供が入学，就職，結

表　二質問法

以下の質問にお答えください（当てはまる方に○を付けてください）.

この1カ月間，気分が沈んだり，憂うつな気持ちになったりすることが，よくありましたか.
　A　はい
　B　いいえ

この1カ月間，どうも物事に対して興味がわかない，あるいは心から楽しめない感じが，よくありましたか.
　A　はい
　B　いいえ

婚などで家を出た場合に，母親が陥りやすい.

問診や会話の中で，上記のようなエピソードが聴取された場合は，スクリーニングを行ってみます．しかし，何も要因がなくても発症する場合があるので，注意が必要です.

うつ病のスクリーニング

うつ病をスクリーニングする簡単な方法として，二質問法があります（**表**）[2]．うつ病の基本的な症状（精神症状）である「抑うつ気分」と「興味・関心の低下，楽しく思える気持ちの欠如」を尋ねるもので，米国精神医学会の診断基準（DSM-5）でも重要な項目です．この質問のどちらかでも当てはまる場合は，うつ病である可能性が高いと言えます.

またそのほかに，**睡眠障害**（寝つきが悪い，夜中に目が覚めてしまう，熟睡感がない，など）や，**極端な体重減少**（何を食べても美味しくない，苦い味がする，砂を噛んでいるような状態なので，食欲が減退し体重が減る）も，うつ病の特徴の1つです.

「ゲートキーパー」としての歯科医師

スクリーニングによりうつ病が疑われても歯科医師に診断はできないの

で，患者さんの話を傾聴し，症状の辛さを十分に理解したことを伝えたうえで，**歯科では対応できないので医科に紹介することを説明し，まずは内科への受診を勧め**ます（紹介状には，うつ病の疑いがあることを明記しておく）．その際に，たとえ歯科的に問題はなくても「歯科にはもう来なくてよいですよ」と言ってしまうと，患者さんは"見捨てられた"と不安な状態に陥るので，引き続き歯科でも診ていきます．そして，紹介先で処方された薬剤の服用のアドヒアランス（患者の理解，意志決定，治療協力に基づく内服遵守）を強化します．

　しかし，**希死念慮・自殺念慮（死んでしまいたいという気持ち．具体的には，「死んでしまいたい」「消えてなくなりたい」などの訴え）がある場合は，絶対に死なないことを約束させ，ただちに専門医（精神科や心療内科）を紹介**しなければなりません．患者さんが受診を拒むような場合は，家族に説明し受診させる必要があります．

＊

　歯科ではうつ病を治すことはできませんが，うつ病の患者さんを発見し，自殺を未然に防ぐ**「ゲートキーパー」（96ページのコラム9を参照）**としての役割を果たすことは可能です．

参考文献

1）坪井康次：Ⅰ．基礎・病態　2．うつ状態の鑑別．第129回日本医学会シンポジウム記録集，40-44，2005.
2）鈴木竜世，野畑綾子，金　直淑ほか：職域のうつ病発見および介入における質問紙法の有用性検討─ Two question case-finding instrument と Beck Depression Inventory を用いて．精神医学，45（7）：699-708，2003.
3）「ゲートキーパー」とは？．内閣府自殺対策推進室ホームページ．

統合失調症の患者への対応

14. 妄想に振り回される人

「歯の中に毒物を仕込まれました」

「寝ている間に歯の中に毒物を仕込まれて，毒が暴れだす前に歯を抜いてこいと言われたので，先生なんとかしてください」．患者は疑う様子もなく，大真面目に懇願する．「そんなことはありえないから，抜けません」といくら説明しても納得が得られず，会話は支離滅裂．時に攻撃性が増しては対応に苦慮します……．

近年ではテレビのドキュメンタリー番組や有名人の病名公表などにより，世間一般にも知れ渡るところとなった「統合失調症」．かつては「精神分裂病」と呼ばれていましたが，この疾患に関する誤解と根深い偏見や差別を払拭するために，わが国では2002年頃から「統合失調症」という病名が使用され始めました．

しかし，最近では治療法の進歩により，以前に比べて外来での治療で良好な経過が得られるため，多くの患者は入院せず，一般開業医に訪れる数も増加している，と考えられます．

発症頻度は一般人口のほぼ0.7%，発症年齢は10代後半から30代に多く，男：女＝1.4：1程度です．発症原因は現在のところ明らかになっていませんが，遺伝的要因と心理社会的要因（家庭環境や両親との人間関係の障害）が関与している，と考えられています．

統合失調症の症状とは

陽性症状

　冒頭の患者さんの中では，いったい何が起こっているのでしょうか？

　まずは「**陽性症状**」と呼ばれる「**妄想・幻覚**」で，多くは患者にとって真実のこととして体験され，不安で恐ろしい気分を引き起こします.

　妄想は「**誰かに見張られている**」「**盗聴されている**」といった被害妄想のほか，「**脳が腐っている**」「**癌になっている**」といった身体に関する妄想も多く見られます.

　幻覚で最も多いのは幻聴であり，**非難したり命令したりする声が聞こえてきます. 幻聴と会話をすることを「独語」と呼び，これを見た周囲の人は奇妙に感じます**. その内容には，本人が大切に考えていることや不安に思っていることなどが反映される傾向にあります.

　患者は否応なく「妄想・幻覚」の世界に引きずり込まれているので，こちらが否定し説得しても，なかなか納得してもらえません. むしろ訴えを頭ごなしに否定し続けていると，患者はかえって敵愾心を持ち，攻撃性を増します. **他人から見れば不合理な訴えであっても，患者にとっては実際に体験している真実なのです.**

　また，治療者の多くを悩ませるのが患者さんの「**病識の欠如**」です. 特に幻覚や妄想が活発な時期には，それが“病気の症状である”と説明してもなかなか理解してもらえず，トラブルの原因となることがあります. さらに会話や行動の障害も，治療関係に大きな悪影響を与えてしまいます. 急に話が脱線してしまい，時には支離滅裂な状態になることもあります.

陰性症状

　慢性期に多く認められる「**陰性症状**」は，**意欲や自発性が欠如し，感情が鈍感になった結果，周囲に無関心となりコミュニケーションがとれなくなる，といった症状**です. この時期には入浴やブラッシングも滞り，衛生状態は劣悪なものとなります.

こんな患者が歯科を訪れたら……

　まずは患者さんの訴えをよく聴き，正確な診断を行うことが重要です．もちろん実際に"毒が仕込まれている"可能性は低いですが，その妄想に至る器質的変化がないか，慎重に診察を行います．

　器質的変化が認められない場合でも「気のせい」「そんなことは専門的にありえない」と決めつければ，その後の"逆襲"につながりかねません．「それは辛いですね」など，とにかく患者さんの苦痛に対して理解を示すことが重要です．患者さんの意図しないところで苦痛が起きていることは間違いありません．

　このように共感的な態度をとったうえで，統合失調症との関連について根気強く理解を求めます．つまり，「それは統合失調症の症状から来ている可能性が高い」「知覚の伝達でエラーが生じているのかもしれない」と，徐々に患者さんの思い込みを解いていくのです．そして「この辛い状況から逃れるためには，精神科で治療を受けるのが一番の近道ですよ」というように，患者さんの苦痛に理解を示しつつ，適切な医療機関への受診を促します．その後も，他科に"丸投げ"するのではなく，経過を見ながら必要な歯科治療は継続して行っていくことを保証します．

　これは根気がいる取り組みではありますが，一度ラポールが形成できると，「この先生が言っていることだから大丈夫」と患者さんは次第に安心するようになるため，初めの対応が重要な鍵となります．また，精神科と連携をとることにより，口腔内症状の出現時や精神症状の悪化時などにもスムーズに対処することができます．

抗精神病薬について

　統合失調症の治療は，薬物療法と精神療法，リハビリテーションを組み合わせて行われます．薬物療法で最も多く用いられる「抗精神病薬」は，脳内の神経伝達物質が受容体に結合するのを阻害し，前述した症状の軽減

14. 妄想に振り回される人　　*71*

表　抗精神病薬の代表的な副作用

抗コリン作用によるもの
口渇，便秘・排尿障害

錐体外路症状によるもの
アカシジア，アキネジア，振戦，急性ジストニア，遅発性ジスキネジア

その他
眠気，性ホルモン異常，循環器症状，悪性症候群，体重増加，血糖値上昇

を図ります．しかし発症原因が明らかではないため，**薬物で統合失調症を**「**完全に治癒させる**」というよりは，「**症状を抑える**」ことにより，「**楽にする，リラックスする，社会的生活を可能にする**」ために用いるのです．

　抗精神病薬には，**表**に示すとおりさまざまな副作用が報告されており，歯科治療に関わるものとしては，自律神経への副作用に伴う唾液分泌量の減少，錐体外路症状などが認められます．**錐体外路症状とは，ドーパミン抑制の結果，主に筋肉のバランスにおける協調運動の障害を呈するものであり，口腔周囲筋にもさまざまな影響を及ぼすため，念頭においた診察が必要**です（**96ページのコラム⑩**「**薬剤性開咬**」を参照）．

＊

　本項では，統合失調症についてその特徴と対応を述べました．傾聴によるラポール形成を丁寧かつ確実に行うことで，余計なトラブルを回避し，スムーズな診療につなげていただきたいと思います．

摂食障害：拒食症，過食症の患者への対応

15. Eating Disorder

摂食障害とは

「摂食障害」とは分類からすると，いわゆる拒食症と言われる神経性食欲不振症（AN：Anorexia Nervosa）と，過食症と言われる神経性過食症（BN：Bulimia Nervosa）と，特定不能型，の３つに分けられます．そして，それらは"むちゃ食い"とその後の**自己誘発性嘔吐**などの過食／排出を伴うものと，そうでないものとに下位分類されます．

しかし，これらの分類の境界は曖昧な場合も多く……いやいや，この障害の病態を一から述べていては，到底歯科における対応までは辿り着けない．ページ数も限られているし，私の思い入れも強すぎる．文末にいくつか文献を提示しましたので，興味をお持ちの方はぜひ参考にしていただきたい．

そこで本項では，この障害に対する捉え方を，基本中の基本，最低限のことについて述べるに留めたいと思います．

伝えておきたい３つのこと

1．摂食障害はれっきとした精神疾患である，ということ

圧倒的に女性に多いこの障害は，ダイエットを契機に発症する場合も多いですが，決してその延長ではなく，れっきとした精神疾患なのです．単

なるダイエットとの決定的な違いは, "自分の意志だけで止めることがほぼ不可能" ということです.

なぜなら AN の患者さんには, ボディイメージの障害が起きています. つまり外見がどんなに痩せていようと, 彼女たちの脳内では "太ったまま" なのです. 脳内の複雑な伝達経路に支障が出ることにより, 視覚などの感覚情報が正常に認識されないとすれば, 容易に考えられることではあります. また, BN の患者さんはむちゃ食いの間の摂食行動を自己抑制できないとされ, アルコール依存症の飲酒行動との類似性も指摘されています.

このように, 摂食障害はダイエットや "やけ食い" などの類, つまり意志の問題ではなく, 精神障害なのです.

2. 彼女たちの向かう先には死が待つ, ということ

"食べない", それが意味するものとは. 生命維持の基本, そこに障害が出れば全身に合併症が生じるのは当然であり, とりわけ電解質異常や低血糖はしばしば生命の危険を伴います. さらには精神的合併症も認められ, なかでも大うつ病障害の併存率は50 ～ 70％との報告もあり, このことは自殺へとつながっていきます.

このような背景から, これらの症状が長期化するほど致死率は増加し, 20年経過では20％に達するとも言われます. また, AN 女性の死亡率は同年齢の一般女性の12倍であり, 他の精神疾患の2倍と, 精神疾患の中で最悪の死亡率なのです.

ただし, これらは積極的な治療を受けていないケースであり, 入院治療や集中治療例では死亡率は著しく低下し, 回復率も15年にわたる調査では76％と高いのです. いかに彼女たちと治療関係を結ぶことが重要であるかがわかります.

しかし, 往々にして AN では症状への自我親和性が強く, BN では症状を恥ずかしいと感じているため, 治療を望みません. 彼女たちをいかに治

療関係に結びつけるか，それが最初にして最重要の“医療”と言えるでしょう．

3. 歯科医療者が最後の砦になりえる，ということ

摂食障害は，当然口腔内にも合併症を引き起こします．唾液分泌量の低下や特異な食行動は多数歯う蝕を発生させ，日常的な嘔吐は重症の酸蝕を引き起こします．

前述のとおり，患者が医科受診を拒むケースやドロップアウトするケースは非常に多く見受けられます．しかし，**当センターを受診した患者のほとんどは歯に対する不安が大きく，治療に対するモチベーションも非常に高い．つまり，“摂食障害を治す気はないが歯は守りたい”という思いが見え隠れする**のです．若い女性が大多数であるこの障害において，歯は“外観に触れる”ということが大きな要因になっているのでしょう．

医療機関とのつながりが歯科のみとなっているこれらのケースに対し，われわれは酸蝕などの口腔内所見や身体症状から，摂食障害の可能性を発見しなくてはなりません．そのとき**歯科医療者に求められる最も重要な役割とは，正しい知識と理解のもと，医科受診につなげる**ことです．そして口腔内だけでなく，彼女たちの命をも救う，最後の砦とならなければいけないのです．

現実と未来

しかし，現実には食行動異常や嘔吐などの症状と並び，もしくはそれ以上に彼女たちの口腔内に影を落とす大きな要因があります．**それは，残念ながらわれわれ歯科医療者の理解不足**です．

当センター受診症例の7割以上が，それまで受けてきた歯科医療に対して不安感や不信感を持っていました．その半数近くは歯科医師の不適切な対応に不信感を覚え，通院を中止した経緯を有していました．自分が摂食障害で過食嘔吐を繰り返していると歯科医師に告げると，「じゃあ吐かな

いようにすればいいでしょ」と冷たくあしらわれたり，「ダイエットするなら，野菜だけ食べろ！」と怒鳴られた，という例まで見受けられました．

　これでは適切な歯科医療どころか，信頼関係さえ構築できません．しかし，この無理解は仕様のないものなのかもしれません．なぜなら**わが国の精神疾患患者が300万人を超えているにもかかわらず，現在の歯科医学教育においては精神疾患について学ぶ機会がきわめて少ない，もしくは皆無**なのですから（**97ページのコラム⑪「摂食障害」を参照**）．

　摂食障害は精神疾患と言っても，統合失調症のように了解不能であったり，身体表現性障害の不定愁訴のような症状のみが口腔内に出現するわけではありません．口腔内に出現するのは，精神疾患の合併症としての明らかな身体症状です．正しい認識と理解があれば，糖尿病などの身体疾患と同様に1つのリスクファクターと見なすことも可能になるでしょう．そうなれば，この障害における歯科の担う役割はより大きなものとなるのではないでしょうか．

参考文献

1）切池信夫：摂食障害——食べない，食べられない，食べたら止まらない．医学書院，東京，2000.
2）大津光寛：Eating Disorder（摂食障害：拒食症，過食症）．日本歯科医師会雑誌，67（7）：6-15，2014.
3）切池信夫：摂食障害．最新医学 別冊 新しい診断と治療のABC 47．最新医学社，大阪，2007.
4）大津光寛，羽村　章，石川結子，山岡昌之，一條智康ほか：自己誘発性嘔吐を伴う摂食障害患者の歯科的問題—う蝕経験歯数，受診動機—．心身医，51（4）：329-335，2011.
5）Otsu M, Hamura A, Ishikawa Y, Karibe H, Ichijyo T, Yoshinaga Y：Factors affecting the dental erosion severity of patients with eating disorders. Biopsychosoc Med, 8：25, 2014. http://www.bpsmedicine.com/content/8/1/25
6）大津光寛，羽村　章，石川結子，一條智康ほか：歯科的問題が症状に大きく影響を与えた神経性食欲不振症過食排出型の一例．心身医，54（7）：685-691，2014.
7）若槻聡子，大津光寛，石川結子ほか：自己誘発性嘔吐を伴う摂食障害患者の口腔管理に歯科衛生士が関わった一例．日衛学誌，9（1）：52-58，2014.

パーソナリティ障害患者への対応

16. なぜか疲れる患者への対応

普通の診療であるにもかかわらず，治療後，著しい疲労感が襲ってくる患者さんはいないでしょうか．CR充填，根管治療，義歯調整やスケーリングなど日々行っている治療内容なのに，なぜか3 ～ 4倍も時間がかかってしまう患者です．しかし実際は，治療時間の大半は患者とのコミュニケーションに費やしているのが実情です．

また，突然の来院や電話が頻回あり，「ダメなものはダメ」と言いたいところですが，なぜか特別にその患者に対しては診療や電話応対に多くの時間を割いてしまい，その後に極度の疲労感が残ってしまうのです．これらの「疲れる患者」の一部は「**パーソナリティ障害**」かもしれません．

パーソナリティ障害とは

米国精神医学会による『精神疾患の診断・統計マニュアル（第5版）』（DSM-5）では，パーソナリティ障害を「その人が属する文化から期待されるものから著しく偏り，広範でかつ柔軟性がなく，青年期または成人期早期に始まり，長期にわたり変わることなく，苦痛または障害を引き起こす内的体験および行動の持続的様式である」[1] と説明しています．

この障害の特徴は，

① 「**その人が属する文化から期待されている**」行動や言動から大きく外れている．

16. なぜか疲れる患者への対応　　77

表　パーソナリティ障害の分類 (DSM-5)[1]

A群パーソナリティ障害："奇妙"で"風変わり"に見えることが多い人々

- 猜疑性パーソナリティ障害：他人の動機を悪意あるものとして解釈するといった不信と疑い深さを示す様式.
- シゾイドパーソナリティ障害：社会的関係からの離脱と感情表出の範囲が限定される様式.
- 統合失調型パーソナリティ障害：親密な関係において急に不快になること，認知および知覚の歪曲，および行動の風変りさを示す様式.

B群パーソナリティ障害："演技的""情緒的""移り気"に見えることが多い人々

- 反社会性パーソナリティ障害：他人の権利を無視する，そして侵害する様式.
- 境界性パーソナリティ障害：対人関係，自己像，および感情の不安定と，著しい衝動性を示す様式.
- 演技性パーソナリティ障害：過度な情動性を示し，人の注意を引こうとする様式.
- 自己愛性パーソナリティ障害：誇大性や賞賛されたいという欲求，共感の欠如を示す様式.

C群パーソナリティ障害："不安"または"恐怖"を感じているように見える人々

- 回避性パーソナリティ障害：社会的抑制，不全感，および否定的評価に対する過敏性を示す様式.
- 依存性パーソナリティ障害：世話をされたいという過剰な欲求に関連する従属的でしがみつく行動をとる様式.
- 強迫性パーソナリティ障害：秩序，完全主義，および統制にとらわれている様式.

その他

- 特定不能のパーソナリティ障害

② 青年期または成人期早期に始まり，ずっと維持されている.

③ 社会的・職業的に問題となっている.

④ 精神疾患や薬物，身体疾患では説明できない.

ですが，明らかな精神症状とは言えない重症度の低い症状から構成される症状群で，明らかではない分，精神科を受診することは少なく，精神科治療の対象とはなりがたいのです．言い換えると，「どのような相手とも」「どのような環境でも」「生涯を通じて」「普通の人間関係が成り立たない」人と言えます.

パーソナリティ障害と身体化

DSM-5では，パーソナリティ障害を10の様式に分類し，これらを3つの群に分けています（**表**）．なかには異なる群のパーソナリティ障害を併存する人がしばしば見られ，特に反社会性，演技性，境界性パーソナリティ障害（**第18項**参照）の合併が多い，と言われています．各群の有病率はA群5.7％，B群1.5％，C群6.0％で，DSM-5には，米国成人のおよそ15％が少なくとも1つのパーソナリティ障害を持つ，と記載されています．

この中でB群パーソナリティ障害は，いわゆる"キレやすい"人々でもあります．山田[2]は，歯科治療時の医療者‐患者関係に影響するのは，主にB群パーソナリティ障害であり，この群の患者では"身体化"が起こりやすいことを指摘しています．

"身体化"とは，適切な検査を行ってもその症状をうまく説明できない身体症状を言います．身体化した症状に対して歯科治療を行った場合，もともと身体側の疾患は存在しないため，症状は持続するか，診療の刺激によりさらに悪化することもあり，慎重な対応が必要となります．

パーソナリティ障害への対応

医療者側に強い陰性感情（**第1項**参照）を引き起こす一部の患者は，このようなパーソナリティ障害である場合が考えられます．各パーソナリティ障害には，多数の解説書・専門書があるので参照してください．

医療者にとって，自分が"パーソナリティ障害の患者と接している"と気づくことは，早ければ早いほどよく[3]，**患者との間で，"なんとなくぎこちなく話がスムーズに伝わらない""こちらの発言がことごとく違った意味に捉えられる""いちいち内容について説明を求められる"など，歪んだコミュニケーションとなってしまうとき，その患者さんはパーソナリティ障害の傾向がある**のかもしれません．

パーソナリティ障害患者は，コミュニケーションを柔軟に理解したり経

験したりすることがまったくできません．しかし，**このような歪んだコミュニケーションは，この患者にとっては「普通」の「いつもどおり」のこ**となのです．したがって，普通の患者さんに比べて，コミュニケーションが成立するまで3〜4倍の時間がかかってしまい，さらに，何とも言えない疲労感が生じてしまうことになるのです．

　通常は問題なく伝わる言い方が，これらの患者には受け入れられないことに早く気づき，目の前の患者さんがパーソナリティ障害である可能性を念頭に置いて対応することが重要です．その患者さん独特の話の受け入れ方（受け入れる作法）がありますので，その"作法"に則ったコミュニケーションを図るほうが，診療はスムーズに進んでいきます．医療者側の作法を押しつけようとしても，まずは徒労に終わるだけなのです．

　なお，パーソナリティ障害の診断は専門の精神科医が行うものですから，歯科医師の立場で「パーソナリティ障害である」との診断は決して行わないよう注意が必要です．患者さんに対して人権上の問題が生じることもあり，「疑い」があっても決してその内容を伝えてはなりません．万が一にも伝えたとしたら，さらに大きなトラブルを抱えることは必定です．

参考文献

1）高橋三郎，大野　裕：DSM-5 精神疾患の診断・統計マニュアル．635-676，医学書院，東京，2014．
2）山田和男："人格障害"とは何か？．ザ・クインテッセンス，21（11）：163-172，2002．
3）Schneider RK，井出広幸，内藤　宏 監訳：ACP内科医のための「こころの診かた」──ここから始める！　あなたの心療．277-289，丸善出版，東京，2009．

妄想に囚われる患者への対応

17. "奇妙な訴え" をする患者との付き合い方

　日常診療で「奇妙な訴え，症状」に出会ったことはないでしょうか．

① 奥歯の上にいつもキャラメルが乗っていて，噛むたびにクチャクチャして気持ち悪い．

② 天井から口の中に毒薬をかけられて，歯ぐきから血が出ている．

③ 歯の中に発信器が取りつけられていて，自分の考えを外に漏らしているので抜いて欲しい．

④ 組織の人たちが睡眠薬で私を眠らせるたびに口の中に細工をして困っている．

　これらの訴えは，常識的にも，医学的にも "ありえない" と考えられるものばかりです．症状を聞いた瞬間に，「そんなことはあるはずがない！」と否定したとしても，問題は生じないかもしれません．しかし，何らかの不具合の解消を求めて歯科医院を受診した患者さんの発言と捉えれば，コミュニケーションを図り，症状を分析し，可能であれば治療を行うことも必要となるでしょう．

妄想の特徴

　第12項で「体性感覚異常患者への対応」を，第14項で「統合失調症の患者への対応」を述べました．両者と重なる部分はありますが，ここでは妄想に囚われる患者への対応について紹介します．

17. "奇妙な訴え"をする患者との付き合い方　*81*

表　妄想と関連する精神科疾患

- **統合失調症**
  高頻度で妄想が出現する．話の内容は奇妙である．自分の噂がテレビで流れている，等の「関係妄想」「被害妄想」を伴うことが多い．
- **うつ病**
  歯科的には身体的に異常がないが，病気があると主張する「心気妄想」が関連する．他に「貧困妄想」「罪業妄想」等がある．
- **認知症**
  記憶障害に基づく「被害妄想」「物盗られ妄想」「嫉妬妄想」がある．レビー小体型認知症では幻視を伴うことがある．
- **双極性障害**
  躁状態時に「誇大妄想」が現れることが多い．
- **妄想性障害**
  妄想が主体の疾患で，他の精神症状は少ない．現実的にありえる内容の妄想を主体とし，日常生活は正常に行われているため，鑑別は困難．

　「妄想」は日常会話で普通に使用する単語ですが，医学的には精神症状の１つとして定義されています（**97ページのコラム12を参照**）．**妄想を生じさせる代表的な精神科疾患は統合失調症**ですが，これ以外にも数多くの疾患があります（**表**）．そして，妄想の特徴は以下のようなものがあります．

1　通常の信念とは比較にならないくらい強い確信である．

2　周囲から合理的・論理的な反証を挙げても，訂正することができない（これを「病識がない」と言う）．

3　その内容は不合理である．

4　その内容は自己に関係したものが多い（関係妄想）．

　妄想の内容について，患者は確信を持っています．患者にとって妄想は"正しい"のであり，周囲にわかってもらえない場合，自分に問題があると考えるよりは"周囲がグルになって自分に対して害をなそうとしている"と考え（被害妄想），これに即した行動・発言を行います．

　妄想の内容を「真実ではない」と否定するような応答は，歯科医師－患者間の信頼関係を損ない，場合によっては医療者自身が"害をなす組織の

一員なのではないか"といった妄想の対象にもなりえます．しかし，妄想を「正しい」と肯定すると患者の病的確信を強め，以後の身体的治療を困難にしてしまいます．つまり，患者は一時的に味方を得たと考え，妄想に沿った治療を要求し，誤った診療を継続せざるをえないこともあるため，安易な同意は控えたほうがよいのです．

　一般的に，妄想は精神科で取り扱う精神症状で，歯科で取り扱う対象ではありません．**歯科としては，この患者にいかに精神科を受診してもらうかを考える**ことになります．しかし，精神科に行くよう率直に言っても，おそらくまったく取り合ってもらえないため，**妄想以外の症状，たとえば睡眠障害，疲労，食欲不振，興奮，などの症状について聞き出し，それへの対応を精神科にお願いする，というアプローチが比較的無難な対応**になります．また，できれば家族とコンタクトをとり，家族から精神科を受診するよう取り計らってもらえれば理想的ですが，家族が患者の妄想を信じている場合は容易なことではありません（**精神科との医療連携については第24項を参照**）．

歯科的な症状の確認は必要

　冒頭の①～④の訴えに対し，まず行うべきは身体的な症状が存在するかどうかの確認です．統合失調症では「脳が溶ける」「胃が裏返す」など奇妙な表現をする患者がいますが，奇妙な身体症状の訴えの背後に真の疾患が存在する場合があり，見落とさないように注意する必要があります．

　また，①のように限局した奇妙な訴えはセネストパチーが疑われます．しかし，単に臼歯の動揺を独特な表現で言語化したのかもしれません（**セネストパチーについては第12項を参照**）．この場合は訴えが奇妙なだけで，関連すると思われる身体疾患が確認できれば，その治療を行うことで症状が消退することもあります．このような患者は，症状に対する奇妙な・ありえない意味づけや解釈を行いますが，口腔内症状は存在することが多いのです．

②の例では「歯ぐきから血が出る」という症状はあるため，確認し，歯科的な診断を下す必要があります．また，④の例でも，"細工をされて口の中がどうなっているのか"を具体的に聞き出し，見合う状態があるかどうかを確認したほうがよいでしょう．

妄想への対応法

妄想に対しては「否定はしない」「理解するが同意しない」「価値判断を下さない」といった，支持的かつ中立的立場で対応することが望ましいと言われています．③の例であれば，パノラマエックス線検査の結果，「今回調べた範囲では発信器は見つからなかった」ことは伝えます．患者は「冠に発信器が取りつけられた」と訴えることが多いため，なぜそのように確信したのかを尋ねて，それが痛みや違和感などの身体症状であり，かつ見合う症状が口腔内にあれば，「痛みや違和感を取り去ることはできるかもしれない」と伝えます．

すなわち「天井からの毒薬」「発信器による被害」「組織からの介入」には否定も肯定もせず，「歯科医師が対応するものではない」という立場を説明し，「今困っている口の中の○○について，医学的には△△という原因が考えられるので，□□という治療を行うことができる」という選択肢を示し，患者が同意すれば診療を進めていきます．**患者の望む結果が出ず，また自分の妄想を確認するために別の医院へ転院していくとしても，残念ながら致し方なく，それが現実的な対応**となります．

境界性パーソナリティ障害患者への対応

18. vs キレる患者，怒鳴る患者

BPD の患者たち

　モンスターペイシェントと言われる人が，診療室で，待合室で，また受付で激昂し怒鳴る．受付や歯科衛生士は涙目でおろおろするばかり．担当医はしかたなく譲歩し謝罪して，その場を取り繕う．そうなると，要求はエスカレートし手がつけられなくなる．他の患者さんは怯え，悪い評判すら立つかもしれない．スタッフが"うつ"になり，退職する，といった事例も出てくるかもしれない．

　それらの行為が精神疾患による場合，多くは**境界性パーソナリティ障害**（Border-line Personality Disorder: BPD）であると考えられます．この障害がどのようなもので，治ることが期待できない……などという話をしていると，限られたページに収まらなくなりますので，"ストレスに曝されたときに起こる反応が極端に激しく，それが繰り返し起こるパーソナリティー障害"とだけ簡単に説明させていただき，あとは**98ページのコラム⑬**に参考文献を紹介しますので，興味のある方は御一読ください．

　ここでは実践へと話を進めます．しかし，ここで述べることは万能ではありません．実践したが上手くいかなかった，患者が暴れまくったとしても苦情はご勘弁いただき，「実践しなかったらもっと酷いことになっていた」と諦めていただきたい．

甘い言葉に気をつけろ

　BPD患者の判断基準はすべてにおいて善か悪，0か100かの両極端しかありません．この人にはこういう欠点があるけど好き，といったことがないのです．自分にとって良い人はヒーロー，嫌な人は倒すべき敵となります．

　すなわち，**まだ大した処置もしていないうちから"名医だなんだ"と褒めちぎる人や，前医の悪口を言い相対的にあなたを持ち上げる人には要注意**です．いい気になっている場合ではありません．今は100でも，ちょっとしたことで0になり，こき下ろされる可能性が高い．70や50といった評価はないのです．あっという間に罵詈雑言を浴びせられ，前医と同じ扱いになるでしょう．

　同様に，**歯科衛生士や受付には横柄な態度なのに，担当医の前では腰が低い人にも注意が必要**です．

キレだしたらどうする⁉

Step1：前準備

　まずは人を集める．こちらに援軍がいないとわかると相手は強気になり，増長します．また1人で対応するときの緊張や不安は，あなたの冷静さを失わせます．相手は意識的・無意識的にあなたを怒らせようと挑発してきますが，それに乗っては何も解決しません．

　譲れる境界を常に決めておき，冷静に，一貫してそれを守ることが大切です．**こちらの要求を取り下げ，譲歩することは，相手の不適切な行動を強化する**ことになります．しかも一度でも譲歩すると，後は相手の思うつぼです．「あのときは"いい"って言ったじゃないか！　どういうことだ！」と．

Step2：聴く

　真剣に，集中して相手の話を聴く．非難されても"どうやって言い返し

てやろうか"などと考えずに，ただ聴く．こちらから何かを言う前に，相手に十分感情を表現させることが必要です．すぐさま言い返してしまうと本質を見落とし，いたずらに口論が長引くこととなります．そして，**聴くときは黙って聴く**．身体を相手のほうに向け，腕や足を組まない．適当なところで相槌を打つ．相手を威嚇しない程度に視線を合わせる．そして，**高圧的な態度や否定的なそぶりを見せない**．

Step3：話す

1）**あなたにとっての真実を一貫性を持って話す**：やりこめようとしない，勝とうとしない．感情的にならず，冷静に，あらかじめ決めた境界に沿って話をします．「あなたはこう思っているのですね，でも私はこう思うのです」

2）**相手の感情に異議を唱えない**：感情は自動的に湧き上がるもの．それに対して「そのように感じるべきではない」と返すのはナンセンスであり，逆効果です．感情は他人が制御できませんが，言動は制御できます．「そんなに怒らないでください」ではなく，「周りの迷惑になりますから大きな声を出さないでください」．

3）**相手の意見も認める**：BPD 患者は洞察力に優れており，他の人より過剰な反応を示します．普通の人であれば見過ごすようなこと，我慢するようなことにも反応している可能性があります．そのようなケースでは，

①**話の一部に同意する**．

「いったい，いつまで待たせるんだ！」→「本当にお待たせしてしまっていますね．申し訳ありません．しかし……」

②**批判にも正しいことが含まれていることを認める**．

「患者が抜いてくれって言ってるんだから，抜けばいいんだよ！」→「確かに患者さんの希望は十分考慮しなくてはいけないと思います．しかし，この場合は……」

③**批判にもそれなりの意見が含まれていることを認める**．

「なんだその態度は．だいたい医療はサービス業なんだぞ！　こっちはお客様なんだからな！」→「確かにそのような考え方もあります．しかし……」

Step4：謝罪

　謝罪には興奮を鎮静する効果があるとされます．こちらの落ち度を認めるのではなく，興奮させ，**不快感を与えたことに遺憾の意を示す**のです．「こちらも精一杯やっているのですが，（不快感を与えてしまって）すみません……」

Step5：省みる

　問題行動のきっかけには，他の人たちが何も言わないが不快に思っていることも含まれている可能性があります．**相手が悪い，怒鳴るのが悪いと決めつけるのではなく，反省・改善するきっかけにすべき**でしょう．

Step6：記録する

　判断や感情などの主観を加えずに，**患者さんの言った言葉や，行動を客観的に記録**します．将来，患者の治療者となる人や患者さん本人，患者の弁護士が読むかもしれません．

＊

　どうにも手に負えないと感じるときは，そのまま対峙せず何かを変える（人や場所，また時を変える）ことも有効です（98ページのコラム14「感情を鎮めるための“3変”の原則」を参照）．

最も大切なこと

　最も大切なことは，**あなたの精神衛生を健康に保つこと．陰性感情を抱え込まずに，他のスタッフに助けを求めること．**イライラをぶつけるのではなく，嫌だなと思う気持ちを共有すること．これは決して恥ずかしいことではありません．あなたが潰れてしまっては，スタッフや他の患者さんを守ることはできません．

心身症患者への対応

19. 訴える心，応える顎

顎神様は突然に

「口が開いたんです！　今までの倍くらい！　どうなってるか兎刺崎さんわかりますか？」

　別に気にすることではないのだが，多くの患者さんが僕のことを兎刺崎さん，ややもすると兎刺崎君と呼ぶ．まあ研修歯科医だから仕方がないが，一応先生のはずである．おそらくこれは，指導医の日向野先生が患者さんの前で「兎刺崎君」と呼ぶからではないかと訝っている．だからと言って，この電話の質問に答えられるほどの実力もなく，ただ日向野先生の予約をとるのが精一杯なのである．

　それにしても，なぜ急に．電話をかけてきたのは，開口障害が治らないと春の終わりに紹介されてきた笹木遼子さん，26歳一児の母である．しかも新婚半年．もちろん近年の胎児の発育が早まっているわけではない，近頃で言う授かり婚というやつである．それが原因で義姉から辛く当たられているらしい．しかし僕が思うに，それだけが原因ではないと踏んでいる．笹木さんはほっそりとした美人であるうえに実に女性らしい物腰，まさに大和撫子．それにも嫉妬をしているに違いないのである．

"いい子"の代償

　主訴は，正月にその義姉とトラブルがあり，それ以降口が開きづらくなった，というものであった．しかし顎関節症センターで開口訓練やマッサージなどを受けたが，痛みが酷くなったため，"困ったときの"日向野女史にお鉢が回ってきたわけである．開口量は20mm弱と平均値の約半分，寿司は高級店のもののみ摂食可能．しかも痛みが酷いらしく目にはうっすら涙が．そして，頬粘膜や舌に強度の歯圧痕，咬筋には圧痛を認める．クレンチングだなとは思う．なぜ顎関節症センターで治らなかった，とも思う．

　「だいぶ頑張ってるんじゃないの？」．"男前"と形容されがちな日向野女史が，優しい笑顔で聞いた．「だいぶ食いしばりの痕がついてる．歯を食いしばって頑張る，って言うじゃない」．笹木さんは少し考え，「そんなことはないと思います．私だけがということでは……」と，か細い回答．「だからなんじゃないのかな．無理して頑張ってることに気づかない，というか無意識に気づかせない．だから身体が言ってる．"もう無理だよ"って」「え，そういうものですか？」「だって，よく思い出してみて．"大変だぁ"とか"もう無理だぁ"って騒いでる人ほど元気じゃない？」．それを聞くと，笹木さんは顔を上げて真顔で男前を見つめる．そして「ふっ」と笑った．

　「大騒ぎしてる人は発散しているから身体は元気なんだよね，そうじゃない人ほど身体が反応しちゃう」「じゃあこれはストレスなんでしょうか？」．患者さんから「ストレス」という単語を引き出す．あとは促し，共感，日向野ワールドが広がっていく．どうやら義姉だけでなく，味方をしてくれない夫に対しても，自分の時間がとれないことにもストレスを感じているようだった．

　次の診療日，「先生，顎は気になりません！　ストレスなんだって思いました」．笹木さんはそう言って子供を保育園に預け，趣味の生け花を再

開したことなど，積極的にストレス軽減に努めていることを嬉しそうに話した．「兎刺崎君，開口量」．意気揚々とノギスを構えるものの，僕に現実は冷たい．「痛いっ！」．ノギスのメモリは19mm．その後の生活指導にも理解を示し，その日の診療も終了．「先生，これはどういうことでしょう？」「医学的には"まったく治っていない"と言うね」．男前は電子カルテを打ち込みながら笑顔で言った後，「"いい子"をやめるのは難しいんだよ」とさみしそうに呟いた．

　それから数カ月，笹木さんは体調が繰り返し悪化すると訴えていたが，開口障害を気にする様子はない．こちらから提案や示唆することなく，自分自身で気づいてもらうためだけに質問をする，といったカウンセリングがしばらく続いたが，開口量や疼痛などに変化はない．

　やがて夏が過ぎ，もう治らないかと考え始めたら秋が来た．笹木さんがいつになく真剣な面持ちで話し始める．「週末以外は実家で暮らすことにしました．でも体調が戻ればまた一緒に暮らそうと思っています」．（お！噂の週末婚）．もちろん声帯は使わない．それに対して男前は「そうなんだ」と爽やかに返す．なんてことはないみたいに聞こえる．

　それから数日して，体調が悪く家から出られないとの連絡が入り，診療はキャンセル．その数週間後にかかってきたのが冒頭の電話だ．

人を診るということ

　診療日，笹木さんは今までの落ち着いた様子とは違いハイテンションで，はしゃいでいるようにさえ見えた．それを見た日向野女史もにこやかで嬉しそうだ．ノギスを当てた僕の声帯は勝手に「えっ！」と発声する．50.2mm．

　「なにしたのさ」．女史の一言で笹木さんは居住まいを正すと，こう切り出した．「母ともよく相談して，体調も悪くなるばかりだし，もう無理なんじゃないかと……．それで夫と話して，離婚届を出したんです．そして朝起きたら，すごく口が開くんです．もうびっくりしちゃって．これって

顎が外れてるんでしょうか？」．一瞬その場は真空になる．そして，日向野女史の大笑いで空気がどっと流れ込んだ．

その後は異常がないことを確認し，心因性の過緊張が改善されたものと判断された．笹木さんも納得し，診療が終わろうとしたそのとき，「先生はこれでよかったと思われますか？」．真っ直ぐな瞳でそう聞いた．「さぁ，どうだろう．私にはわからないし，誰にもわからないんじゃない．でもね，あなたの身体は"よかった"って言ってるんだと思うよ」．

以前，日向野先生に言われて，そのときは理解できなかったことがある．「機械は細部まで突き詰めて，故障の原因を探す．なんだったら全部の部品を替えれば直る．でも人間はそうはいかない．時には一歩引いて，背景や感情を調整しないといけない」．今は少しわかる気がする．それでも未だ兎刺崎君のままなのだと思う．兎刺崎先生になれるよう精進しなくてはと思う．

楽しそうに帰っていく笹木さんの後ろ姿を見送っていると，後ろから肩をポンと叩かれた．「あんたの彼女の口が開かなくなったら，まずは自分の胸に手を当てるんだよ」．男前の笑い声が診療室に微かに響いた．

＊

本項については，実際の症例をもとに，個人が特定できる情報は削除・変更しています．なお，本症例の**心身症**については，**99ページのコラム**⑮を参照してください．

感情や行動をコントロールできない子供への対応

20. "落ち着けない自分" に困る子供たち

社会の複雑化により生じる "心の障害"

　A君は8歳の男の子ですが，仕事をしている母親の代わりに，祖母に連れられて歯科医院に通っています．しつけに厳しい祖母からはいつも叱られているようです．今日で3回目の来院となりますが，A君は常に周囲の様子が気になるみたいです．前回は診療中にもかかわらず，いきなりユニットの上に立ち上がって隣の様子を覗きだし，案の定，すぐに祖母に叱られました．そこで，いつも叱られているA君に，上手にできることは何かと尋ねてみたところ，「ぼくには上手にできることが何もない」とうつむいて答えました．

*

　社会の複雑化により，今や低年齢の子供たちにも，感情や行動をコントロールしたり，同じ場所でじっとしていたりすることが求められるようになってきました．そのため，さまざまな機能障害や問題を抱えて苦しんでいる子供たちが増えているのです[1]．

　このような子供たちは，生まれつき "注意を集中させたり，衝動性をコントロールしたりすることが難しい" といった気質を持っており，注意欠如・多動症（Attention-Deficit ／ Hyperactivity Disorder：以下 ADHD）と呼ばれています．

ADHD の症状

ADHDとは，「注意を持続できない」といった**注意力の欠如**，「じっと座っていられない」といった**多動性**，「順番を待つことができない」といった**衝動性を主症状とする発達障害**です．一般的に，**女性よりも男性に多**く，**有病率は小児期で約5％，成人期で約2.5％**と言われています[2]．

また，ADHDには"子供の病気"といったイメージがありますが，子供に限定されるものではありません．幼少期に発症し，青年期まで持続する発達障害で，慢性疾患として捉える必要があります．さらに，**小児期にADHDと診断された患者の約70％は成人期においても何らかの症状が持続し，その半数が日常生活に支障をきたしているのです**[3]．

この病態基盤には**"生物学的異常が存在する"**というさまざまなエビデンスが示されており，目的を持った一連の行動を円滑に行う実行機能や，報酬獲得のために行動調整を行う脳機能に問題がある，とされています[4]．そして，アメリカ精神医学会の診断・統計マニュアル『DSM-5』では，ADHD，自閉スペクトラム症，**限局性学習症**などを「神経発達症群」として1つのカテゴリーにまとめています[2]．さらに，ADHDには限局性学習症，反抗挑発症，不安症群，うつ病などさまざまな精神疾患が併存することが知られており，同時にそれらを含めた精神疾患を鑑別する必要もあります（**限局性学習症は99ページのコラム16を参照**）．

困っている子供に焦点をあてる

ADHDの治療には，心理社会的治療法と薬物療法およびその併用療法があります．治療はまず心理社会的治療法から開始し，数カ月間の治療・支援によって効果が得られない場合や，反社会的行動などの重大な症状が現れている場合には薬物療法を適用します．

もちろん，これらの治療は歯科医師が行うものではなく，医科領域の専門家に委ねるべきものですが，歯科医院における患者への対応を考慮する

うえで，心理社会的治療法に含まれる「環境調整」や「行動療法」はとても参考になります．つまり，**落ち着きがなく，周囲を困らせる子供にどう対応するかではなく，落ち着きたくても落ち着けなくて困っている子供を"どう支援していくか"という姿勢が必要です**[5]．

歯科治療の場面に当てはめる

ADHDの一般的な治療目標は，大人（教師や親）や子供（友達や兄弟）との人間関係，学校や遊び・スポーツでの機能障害をできるだけ最小にして，適応能力を最大にすることです[6]．これらは学校や家庭での対応が主となりますが，歯科治療の場面に当てはめて考えてみます．

1．環境調整

環境調整とは，**子供の不適切な行動が起こりにくいように，周囲の環境を整える**ことです．すなわち，子供が気になるような掲示物の排除，歯科器材の置き場の工夫など，診療室内の物理的環境要因を調整します．それとともに，子供に対する個別指示や視覚的支援の工夫，困った行動の予測，他の歯科医療者との共通理解など，人的な環境要因をチェックし，修正します．

子供の患者に何らかの指示を出すときには，**①指示を出す前に名前を呼ぶ，②否定形（〜してはいけない）ではなく，肯定形（〜しなさい）で指示を出す，③一度に出すのは1つの具体的指示にとどめる**，などの工夫が必要です．これらのスモールステップを重ねていくことで，自信をつけさせるようにするのです．

2．行動療法

行動療法とは，**子供の行動を，①増やしたい行動，②減らしたい行動，③すぐやめるべき行動に分け，ほめることで増やしたい行動の動機づけを高める**ことです．減らしたい行動に対しては無視（ほめるために待つ），

すぐやめるべき行動に対しては限界設定とタイムアウト（隔離された場所で冷静に自分の行動を振り返らせる時間を作る）を用います.

また，適切な行動を行うとシールやポイントなどのトークン（ごほうび）がもらえ，それを集めると好きなものと交換できるトークンシステムも有効です．積み重ねによってトークンがもらえることで，達成感を持たせることができます．

＊

ADHD を持つ子供たちは，幼児期からの ADHD の特性により叱責を受け，"ほめてもらえない，人を苛立たせる自分"という否定的な自己像を持つ傾向があり，学校でのいじめなどつらい体験を繰り返すケースもあります．すなわち，**治療・支援を考えるうえで重要なことは，"今"の彼ら・彼女らを十分に認め，何とかしたくてもうまくできない困惑や挫折感に共感すること，肯定的に評価して受容することなのです．**

参考文献

1）山下裕史朗，Goldstein S：注意欠陥／多動性障害の気付きと支援．小児科臨床，66（1）：143-152，2013.
2）高橋三郎，大野　裕 監訳：DSM-5 精神疾患の診断・統計マニュアル．58-65，医学書院，東京，2014.
3）齊藤卓弥：成人期の注意欠如多動性障害について――正しい理解・診断と治療の最前線．Nurs Bus，8（7）：652-653，2014.
4）太田豊作，岸本年史：注意欠如・多動性障害における認知機能障害．臨床精神医学，42（12）：1497-1503，2013.
5）中村和彦 編著：子どものこころの医学．125-134，金芳堂，京都，2014.
6）大関武彦，古川　漸，横田俊一郎，水口　雅 編：今日の小児治療指針 第15版．673-676，医学書院，東京，2012.

コラム

⑨ ゲートキーパー

「命の門番」として位置づけられる人のことです．つまり，自殺の危険を示すサインに気づき，適切な対応（悩んでいる人に気づき，声をかけ，話を聞いて，必要な支援につなげ，見守る）ができる人のことを言います．「内閣府 自殺 ゲートキーパー」と検索するとさまざまな資料を目にすることができるため，ぜひ一度目を通していただきたいと思います（第13項の文献[3]）．

⑩ 薬剤性開咬

錐体外路症状の1つに，咀嚼筋の過緊張による開咬が挙げられます．特に高力価の抗精神病薬の副作用として認められ，いくら努力しても正常な咬合位がとれず，咀嚼能力の著しい低下を引き起こします．これに対する矯正歯科治療や外科的矯正治療は禁忌であり，治療としては原因薬物の減量や中止が考えられるため，精神科への対診が必要となります．この間に補綴処置を行う際には，顎位の変化を念頭においた慎重な加療が必要です．

11 摂食障害

　摂食障害は，患者数が多く重篤な障害であるにもかかわらず，他の精神疾患に比べて世間一般の認知度が低い．ましてや歯科との関連となると，まだまだ研究が進んでいないのが現状です．

12 妄想

　精神医学的に，主として自己に結びついた誤った確信とされ，正しくないものを"そうである"と確信し，訂正が不可能な思考障害の１つです．「関係妄想」「被害妄想」「幻覚妄想」「誇大妄想」「心気妄想」等さまざまな妄想があります．その内容が奇異なものとは限らないものの，不合理であることが多いのです．

コラム

13 境界性パーソナリティ障害

　ストレスに曝されたときに起こる反応が極端に激しく，繰り返し起こるパーソナリティ障害．反応が自己破壊的行動であるため，対人関係や社会生活にしばしば支障をきたします．詳しくは以下の文献で学んでください．

参考文献

1）ランディ・クリーガーほか：境界性パーソナリティ障害＝BPD 第2版——はれものにさわるような毎日をすごしている方々へ．星和書店，東京，2010.
2）ジェロルド・J・クライスマンほか：境界性人格障害（BPD）のすべて．ヴォイス，東京，2004.
3）林　直樹 監修：新版 よくわかる境界性パーソナリティ障害（こころのクスリBOOKS）．主婦の友社，東京，2017.

14 感情を鎮めるための"3変"の原則

　興奮している相手の感情を鎮め，落ち着かせるためには，以下の3つのものを変えると効果的であるとされています．
　①人を変える：まずは相手の言い分を十分に聴き，その後で上司や責任者などと交代するのです．
　②場所を変える：「別室で詳しくお伺いいたします」と言って，面談室やカウンセリングルームなどへ誘導します．
　③時を変える：「すぐに確認し，○時間後に（あるいは明日以降に）お返事いたします」と返答します．

15 心身症

　心身症とは，発症や経過に心理社会的因子が密接に関与し，器質的，機能的障害が認められる病態で，精神障害は除外されます．つまり精神疾患ではなく身体疾患なのです．このため治療は心身相関を考慮しながら，身体のみならず，心理社会的背景から総合的に捉えて行う必要があります．

16 限局性学習症

　学習環境や本人の意欲に問題がないにもかかわらず，「読む」「書く」「計算する」など，特定の領域における習得に著しい困難を示す発達障害を言います（第20項の文献[6]）．全般的な知的発達は正常水準であり，視覚・聴覚などの末梢感覚器障害はありません．ADHDに併発することが多いのです．

IV

歯科でできる治療・医科との連携のポイント

特定しにくい痛みへの対応

21. 悩ましい "痛み" への 処方箋①

歯科治療では治らない痛み：MUOS

　虫歯でもないのに歯がズーンと痛む．粘膜疾患はないのに舌がピリピリ痛む．食事中や寝ているときは痛まず，歯科や内科，精神科などの医療機関に行っても「なんでもない」と言われる．このように，患者にとっても治療者にとっても悩ましい "痛み" を訴える症状が，臨床ではしばしば見受けられます．

　これらの症状は MUS（Medically Unexplained Symptoms）と呼ばれ，「何らかの身体疾患が存在するかと思わせる症状は認められるが，適切な診察や検査を行っても，その原因となる疾患が見出せない身体症状」を示します[1]．歯科領域では，MUOS（Medically Unexplained Oral Symptoms）とも呼ばれます（図）．代表的な MUOS には，上述の症状を訴える，いわゆる非定型歯痛や舌痛症などがあります．

　一般的な歯科治療では治らない，これらの痛みの治療法として薬物療法があります．この治療法は，NSAIDs（非ステロイド性抗炎症薬）などの対症療法ではなく，最初は抗うつ薬などを用いて痛みを和らげ，最終的には薬物を服用せずとも痛みがない状態をゴールとする治療法です．

21. 悩ましい "痛み" への処方箋① 103

---

1. 未知の疾患による口腔内症状

2. 歯科医師の能力不足のために未診断のまま放置されている口腔内症状
   1) 身体症状を伴う精神疾患を見逃している場合
      うつ病（特に軽症うつ病），不安障害など
   2) 「心因性」と誤診して歯科疾患を見逃している場合

3. 詐病および虚偽性障害

4. 身体表現性障害

図　MUOS に含まれる病態像．MUOS とは，「何らかの歯科疾患が存在するかと思わせる症状が認められるが，適切な診察や検査を行っても，その原因となる疾患が見出せない口腔内症状」であり，多彩な病態や疾患が含まれています．

診断と準備

　では，どのようなときに薬物療法を選択するのか．それには診断や全身疾患・メンタルの評価など，いくつかの準備が必要となります．

　診断では，まず典型的な歯科疾患の見逃しがないかを確認します．それから年齢，基礎疾患，服薬中の薬剤などを考慮して処方を決めていきます．また，**メンタル面と患者の背景の評価には，以下に示す PIPC**（Psychiatry In Primary Care）**で用いられている MAPSO 問診システムと背景問診システムが効果的**です[2, 3]．

　PIPC とは，「プライマリ・ケアにおける精神医学」の略で，精神疾患や精神的な問題を抱える患者に苦手意識を持つ身体科医に対する，精神疾患診療のための教育プログラムです．

　MAPSO 問診システムは，気分障害（Mood），不安障害（Anxiety），精神病群（Psychoses＊），物質関連障害（Substance-induced），器質性疾患／その他の問題（Organic/Other issue）という 5 大疾患の頭文字をつなげたもので，数ある精神疾患の中で出会う確率の高いものを選び，決められたフォーマットの質問から精神疾患のスクリーニングができるように

なっています．（*は Schneider[2] による造語）．

　背景問診システムは，患者の背景をまず捉える問診です．既往歴や家族歴，飲酒・喫煙の程度などを確認する．背景問診を実施しながら，患者と歯科医師の信頼関係を築いていく．患者ごとの個別の事情も背景問診で捉える．ただ，MAPSO 問診では症候に焦点をあてるため，個別の物語性は浮かび上がりません．**背景問診で信頼関係を築き→ MAPSO で診断→信頼関係に基づいて治療の同意を得る**，という流れになります[2, 3]．

　これらを組み合わせて，精神疾患を除外し，歯科医師が診るべき患者を絞り込んでいきます．**実際に薬物療法を行うにあたって患者を選ぶ際のポイントは，精神疾患ではなく，歯科疾患でもなく，ただ"痛みを訴える"患者をターゲットとすることです．**付け加えるなら，これまで離婚や転職を繰り返すなど不安定な生活を送ってきた人より，安定した生活を送ってきて初めて口腔内の慢性疼痛を訴える，たとえば中高年の女性のほうが治療しやすいと思われます．

具体的な処方

　慢性疼痛に有効とされ，現在歯科保険の適応となっている薬剤には，三環系抗うつ薬のアミトリプチリン，イミプラミン，末梢性神経障害性疼痛治療薬のプレガバリンがあります．

　これらの薬はうつ病やてんかんに用いられてきた歴史がありますが，現在では痛みの治療に有効であるとされています．それでも，患者の中には抵抗を覚える人がいるかもしれません．

　ここで重要なことは，**うつ病やてんかんの治療のために当該薬を用いるのではなく，「患者が抱える"痛み"に対して，効く薬を使用する」**という説明をすることです．たとえば，三叉神経痛の患者に対してカルバマゼピンを処方するときに，「この薬はてんかんの薬だけど……」と言葉に詰まるようなことはあまりないと思われます．同じように，これらの薬を処方する際にも自然な対応を心がけるとよいでしょう．

痛みを訴える場合には，アミトリプチリンが有効とされています[4]．まずはアミトリプチリンを10mg/日から開始する．処方開始時は，次週に必ず来院してもらい，効果と副作用を評価し，処方を継続するかを決めていく．患者が慣れてきたら，来院頻度は2週間から1カ月とします．

うつ病に比べ，痛みを訴える患者に対して抗うつ薬は低用量で奏効する，という報告もあるため[5]，健康保険で適応とされている最大量まで使用する必要はあまりないことが多いのです．これは，**痛みに対して効果が認められるまで漸増し，半年ほど維持する．痛みがなくなれば漸減し，3カ月から半年ほどで薬は必要なくなることが多い**，ということです．

*

重要なことは，このような悩ましい"痛み"にも，きちんと治療法や対応法がある，ということです．適切な診断を行い，自分で治療するよりも専門医に紹介したほうがよいと考えられる場合は紹介を，自分で治せると考えられる場合は前述の治療方法を試してみるとよいのではないかと思われます．これらの診察方法が，日常診療のお役に立つことがあれば幸甚です．

参考文献

1）宮崎　仁：特集 不定愁訴に立ち向かう 何とかしてあげたいけれど…限られた外来時間でどう対処する？—MUS（medically unexplained symptoms）心療への扉となるもの．治療，92（2）：213-218，2010.

2）Schneider RK ほか 著，井出広幸，内藤　宏 監訳：ACP内科医のための「こころの診かた」ここから始める！ あなたの心療．丸善，東京，2009.

3）杉山直也，宮崎　仁ほか 編著：プライマリ・ケア医による自殺予防と危機管理—あなたの患者を守るために．66-73，214-219，南山堂，東京，2009.

4）渡邉素子，豊福　明：歯科心身医療外来における初診患者1210名の臨床統計的検討．日歯心身，27（1-2）：37-45，2012.

5）Kato Y, et al：Milnacipran dose — effect study in patients with burning mouth syndrome. Clin Neuropharmacol, 34（4）：166-169, 2011.

慢性疼痛患者への対応

22. 悩ましい "痛み" への 処方箋②

慢性疼痛と抗うつ薬

　前項では「何らかの歯科疾患が存在するかと思わせる症状が認められるが, 適切な診察や検査を行っても, その原因となる疾患が見出せない口腔内症状」, いわゆる「MUOS(Medically Unexplained Oral Symptoms)」に含まれる, 通常の歯科治療では治らない悩ましい痛みの診断と治療についてとりあげました.

　本項では, 口腔内に認められる MUOSとしても知られている, 非定型歯痛に対する抗うつ薬のアミトリプチリン(商品名:トリプタノール) の使用方法について, 臨床における具体的な処方例を交えて紹介します.

非定型歯痛患者の来院を想定する

　下顎前歯部の痛みを訴える患者が来院しました. 患者は48歳の女性で, 特記すべき既往歴はなく, 花粉症でかかりつけ医に受診しています. **主訴は「ここ3カ月ほど "ズーンとする重い痛み" が下の前歯にあり, 2軒ほど歯科医院を受診したが "なんともない" と言われた」**とのこと. 口腔内は訴えに相応する異常所見に乏しく, エックス線写真にも異常所見は認められません. 背景問診と MAPSO 問診 (前項を参照) を行いましたが, 特に異常は認められませんでした.

訴えに相応する異常は認められなかったものの，患者が痛みで困っていること，他の歯科医院では"なんともない"と言われたことを踏まえて，

① この痛みは非定型歯痛という慢性疼痛であり，歯を削ったりする通常の歯科治療では治らないことを説明する．

② 患者が心の病ではないことを説明したうえで，「この痛みに効く薬があるので，よければ服用してみませんか？」と提案する．

の二点を心がけると，スムーズに薬物療法に導入することができるでしょう．処方の際には，かかりつけ医に対診し，診断名と投薬の予定を伝えて，可能であれば心電図などの定期的な検査をお願いすると，医療連携も図りやすいと思われます．

また，患者が服薬を希望した場合には，服薬期間についても説明する必要があります．患者は「そんなにかかるのか！」と驚くかもしれませんが，「どこに行ってもわからないと言われ，ドクターショッピングを繰り返すよりもずっとよいことですよ」と説明するとよいでしょう．

ただし，副作用に関してはあまり細かい説明はしないほうがよいと思われます．なぜならネガティブな情報ばかり伝えてしまうと，患者の服薬へのモチベーションが低下するばかりでなく，説明したとおりの副作用を訴えることがしばしばあるからです．そのため，「最初の1週間くらいは良いことより悪いことのほうが多いかもしれませんが，2週間もすれば効果が出てきますよ」と伝えてみるとよいでしょう．

歯科医師が自分でどこまでの症状を診るのかについては，診療の前にある程度決めておいたほうがよく，3カ月から半年ほど診ても改善しないようなら専門の機関に紹介．1カ月ごとにMAPSOの躁エピソードの項目をチェックし，躁転の可能性がある場合は紹介，アミトリプチリンの効果が認められない場合は紹介……としたほうが安全です．

具体的な処方例と目標設定

はじめに，患者の初診時における痛みのスケールをあらかじめ測定して

痛 み に 関 す る 質 問 表 (SF-McGill)

記入日：　　　年　　月　　日

1）痛みを表現する言葉のリストです。現在の痛みの強さに該当する欄に○印をつけて下さい。

項　目	全くない	すこしある	かなりある	強くある
ズキンズキンと脈打つ痛み				
ギクッと走るような痛み				
突き刺されるような痛み				
鋭い痛み				
締め付けられるような痛み				
食い込むような痛み				
焼け付くような痛み				
うずくような痛み				
重苦しい痛み				
さわると痛い				
割れるような痛み				
心身ともにうんざりするような痛み				
気分が悪くなるような痛み				
恐ろしくなるような痛み				
耐え難い、身の置き所のない痛み				

2）痛みの程度
　　あなたの病気全経過を通して、現在の状態はどうですか？
　　適当な所に×をつけて下さい。

痛みなし　　　　　　　　　　　　　　　　　　　これまでに感じた
　　　　　　　　　　　　　　　　　　　　　　　最大の痛み

3）あなたの病気全経過を通して、現在の状態を表すのに最も適切な項目に
　　×をつけて下さい。

0	全く痛みがない	
1	いくらか痛みがある	
2	不快な痛み	
3	苦しさをともなう痛み	
4	恐ろしくなる痛み	
5	耐えることのできない痛み	

図　痛みに関する質問表（SF-McGill）. 痛みを VAS で定量化するだけでなく，痛みの種類も定性的に知ることができます．非定型歯痛では「重苦しい痛み」「うずくような痛み」「締め付けられるような痛み」にチェックが入ることが多い．また，痛みの強さが夜になると悪化したり，日内変動や部位移動を認めることも多いです．

おきます．VAS（Visual Analog Scale）スケール（痛みを 0 ～ 100で評価し，痛みがなければ "0"，今までで最も痛かった痛みを "100" として，今の痛みを示してもらう）や，痛みに関する質問表（SF-McGill, **図**）が最も簡便なツールとして使われています．目標としては，まず患者の痛みの VAS 値を半分にすることを設定します．経過が良好ならさらに疼痛を緩和させ，最終的には薬を必要としない状態を目標とします．

具体的な処方例として，まずはアミトリプチリン10mgを，**下顎前歯部末梢性神経障害性疼痛の病名で処方**し，就寝前に服用してもらいます．開始時は１週間後に来院してもらい，薬の効果と副作用について評価します．このまま服用できそうであれば，20mgに増量し，また１～２週間後に来院してもらい，効果があれば２週間ごとに10mgずつ増量していきます．このとき，**10mgや20mgでも痛みが消失する場合は増量の必要はなく，効果が認められた段階での処方量を維持することが望ましいです．**

　最大用量に関しては，保険では150mgまで認められていますが，**50～75mgまで使用してもVASが初診時の50％以下にならない場合**は，アミトリプチリンが合っていないと考えて，他の薬剤への変更を考えたほうがよいでしょう．**具体的には50mgまで増量し，１カ月間経過しても十分な効果が得られない場合は，専門の機関に紹介するほうがよいでしょう．**

　やがて痛みが消失したら，その用量で３カ月から半年ほど維持します．その後漸減していきますが，もし途中で痛みが再燃した場合は，痛みが消えるまで一度処方を前の段階に戻します．減量のペースは２週間から１カ月ごとに大体10～25mgずつ，**最終的に薬は不要となるのが目標**となります．

＊

　初めての薬物療法においてポイントとなるのは，"治りそうな患者を選ぶ"ということでしょう．前項でも述べましたが，背景問診とMAPSO問診を用い，さらには，波乱万丈な生活を送っていない中高年の女性から開始すると，よい結果が得られるはずです．また，**患者のかかりつけ医との医療連携や，いざというときに紹介できる専門機関と関係を築いておくことも有用で，安心して診療を行うために，積極的に連携を図っていくとよいでしょう．**これらの診察方法が日常診療のお役に立つことがあれば幸甚です．

医療連携を円滑に行うための対応

23. 患者を抱え込まないための 医療連携

原因不明の口腔内症状

　う蝕の治療後だけでなく，根管治療や抜歯後も歯の辺りがズーンと痛む．粘膜疾患でもないのに舌や歯肉，頬粘膜がヒリヒリ痛む．口の中がベタベタ，ザラザラする．口が渇く……などの訴えがあるにもかかわらず，それらの訴えに相応する器質的異常に乏しく，精神科に行っても「なんでもない」と言われてしまう．第21項では，これらの症状がMUOS（Medically Unexplained Oral Symptoms）と呼ばれ，「何らかの身体疾患が存在するかと思わせる症状が認められるが，適切な診察や検査を行っても，その原因となる疾患が見出せない口腔内症状」であるとして，その診断と治療について触れてきました．

　しかし日々の診療においては，いざ MUOS が疑われる患者が来院したときに，1人で診断や治療までできるかというとなかなか難しく，医科の先生からの情報提供や対診などの医療連携も必要となるのが実際のところでしょう．なにより，対応法がわからないまま1人で抱え込んでしまっても，症状はよくならず，患者も歯科医師もお互いに頭を抱える事態に陥ってしまいます．

　そうならないためには，歯科的な訴えがあるにもかかわらず手をつけてよいか迷う症例に対して，何を疑えばよいのか——たとえば，普段の診療

で行う検査に加えてどのような検査や質問を行ったらよいのか，どのような訴えがある場合に医科や専門外来に紹介したらよいのか，など考えるべきです．

本項では，**医科や専門外来への紹介を考える際に，診療室でまず歯科医師ができること，さらに精神科や心療内科への紹介が必要となった場合，どのような紹介状を書くとよいのか**について考えます．

症状にフォーカスをあてる

MUOS には幅広い病態や疾患が含まれますが，実際は歯科医師が歯科疾患を見逃すこともあります．そのため通常診療で疑わしい症状がある場合には，少しずつ診断を絞っていく必要があります．**大きな流れとして，歯科疾患→器質的身体疾患→精神疾患の順にフォーカスを絞っていくとよいでしょう．たとえば歯痛を訴える患者がいた場合には，まず歯科疾患がないか除外診断を行い，どうしても見当たらないときには器質的身体疾患**を疑います．

本来であれば，神経障害性歯痛を疑う場合は神経内科，群発頭痛を疑う場合は頭痛外来，心臓性歯痛を疑う場合は循環器内科など，それぞれの専門科への受診を勧めるのがよいのですが，それらの専門科に絞るのもなかなか難しいことが多いのではないでしょうか．その場合には，患者のかかりつけ医に照会するのも1つの手ですが，かかりつけ医を必要としないほど普段は健康であるならば，ペインクリニックなどの専門外来に紹介するのも選択肢の1つです．

紹介時にポイントとなる追加検査

痛みを訴える患者を紹介する際に行っておくべき検査として，診断的局所麻酔があります．**痛みを訴える部位に浸潤麻酔をしても痛みに変化がない場合には，典型的な歯科疾患由来であることをかなりの頻度で否定できます**．そのため紹介時には，単なる"丸投げ"と思われないためにも，必

要最低限の検査結果と所見をつけ加えておくと，類似症例があった場合に再度快く引き受けてもらえる可能性が高くなります．

痛み以外で紹介時にポイントとなる追加検査としては，口渇を訴える患者に対するサクソンテストがあります．唾液の分泌が減少していると認められる場合は「口渇」，サクソンテストは正常だが口渇を訴える場合は「口渇感」と症状を絞ることができるため，紹介先の先生にも喜ばれます．

紹介を円滑にする一言

歯科でできる検査を行い，紹介状に「訴えに相応する器質的異常に乏しい」という文言を入れることが，スムーズな医療連携を行うちょっとした秘訣になるでしょう．もちろん，エックス線写真の所見や口腔内写真などの資料を添付することも，信頼関係を築くために有効であるはずです．

“心”ではなく，外科や内科などのいわゆる“体”を診る診療科を「身体科」と呼びます．これら身体科の先生と連携を図るには，こちらも歯科医師として，“このような病気を疑って検査を行いましたが，当科としては見つけることができませんでした．貴科ではいかがでしょうか”，さらには**貴科的疾患ならば加療を，違う場合には，思い当たる診療科にご紹介いただけないでしょうか**という流れや意図が伝わるようにすれば，患者も“たらい回しにされた”という印象は抱かなくなるでしょう．

歯科から身体科への紹介時に，患者には「この診療科の先生に診察をお願いしたい」という旨や「あなたの訴えは口の中にあるけれど，病気の原因は口の外側にあるかもしれないので，専門の先生に診てもらいましょう」と伝えると，歯科疾患→器質的身体疾患の順で症状をフォーカスしている意図が伝わりやすいでしょう．また，**歯痛などで初めから歯科の専門外来に紹介する場合は**，上述の検査を行って通常の歯科疾患を除外し，通常の歯科治療ではよくならない可能性があることを患者に説明したうえで，「高度な治療が必要になるかもしれないので，専門の先生に診てもら

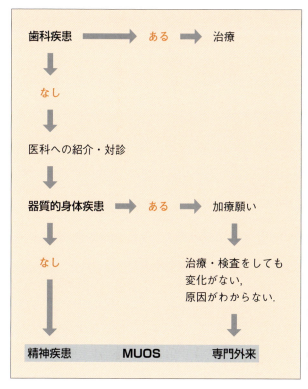

図 紹介・対診の流れ．訴えは口腔内にありますが，歯科的な異常に乏しい場合には全身疾患も疑い，かかりつけ医などに紹介・対診を行います．それでも異常が認められない場合は，専門外来に紹介するか，MUOSや精神疾患を疑います．

いましょう」と伝えるとよいでしょう．**紹介医に対しても患者に対しても，"さじを投げた"と思わせない手順を踏むことが大切**だと考えられます．

＊

　このように，身体科医との連携を図っても原因が突き止められない場合や精神疾患が疑われる場合には，精神科医との連携も必要となってきます．次項では精神科医との連携について，具体的な紹介状（対診書）の内容を交えて説明します．

精神科医との連携に関するケースごとの対応

24. "難しい患者"を 抱え込まないために

　前項までに，MUOS（Medically Unexplained Oral Symptoms）の診断と治療，身体科との連携について紹介してきました．しかし，MUOSを訴えるものの歯科的な異常所見が認められず，身体科医との連携を図っても症状が改善されない場合や原因が突き止められない場合，もしくは精神疾患が疑われる場合には，精神科医との連携も必要となってきます．本項では，精神科医との連携について具体的な診療情報提供の内容を交えて紹介します．

ケースごとの対応

　実際に，診療に訪れた患者に対して精神科医への紹介や対診が必要なケースは，以下のようにいくつか考えられます（図1）．

① 口腔内に異常所見はないが，MUOSを疑わせる訴えがあり，精神疾患はない or わからない．

② 歯科疾患があり，MUOSの疑いは低く，精神科に通院中．

③ 口腔内に異常所見はないが，MUOSを疑わせる訴えがあり，精神科に通院中．

　これ以外に，強い希死念慮や明らかな精神疾患の症状（銀歯に発信機が仕込まれている等の訴え）がある場合に

	歯科疾患	MUOS	精神疾患
①	なし	あり	?
②	あり	なし	あり
③	なし	あり	あり

図1　対診が必要と考えられるケース.

疾病名	○○（下記例：口腔内セネストパチー）疑い　貴科的疾患疑い 中程度歯周病
紹介目的	御高診
症状経過	平素大変お世話になります. 上記患者さんは，「下の前歯がグラグラしてあぶくが出てくる」との訴えで本日初診となり，拝見いたしました. 訴えに相応する器質的異常に乏しく，エックス線写真でも異常所見は認められませんでした. 症状や病歴等から当科的には上記診断といたしました. 内科にも対診したところ，器質的疾患は否定されたため貴科的な疾患を疑い，ご相談した次第です. 歯科治療に関しては歯石の除去などの処置を継続する予定ですが，「下の前歯がグラグラしてあぶくが出てくる」との訴えに対してどのような説明をすればよいのか，また歯科治療上注意すべき点がございましたらご教示いただければ幸甚です. お忙しいところ恐れ入りますが，よろしくお願い申し上げます.
処方	なし

図2　患者の口腔内に異常所見がなく，MUOS を疑わせる訴えがあり，精神疾患はない or わからない場合に，精神科医に送る診療情報提供書の一例. ①のケース.

は，できるだけ速やかに精神科に紹介したほうがよく，その旨をカルテに明記しておくことが自らと患者を守るためにも重要となります. 特に希死念慮が強い場合は注意が必要ですが，自殺に関する予防対策は医療従事者だけではなく，非医療従事者に対しても内閣府から大きくアナウンスされています（**第13項，96ページのコラム9**を参照）.

　以上を踏まえたうえで，それぞれのケースへの対応について考えてみましょう.

　①のケースでは，精神科への紹介状の中でMUOS と疑われる訴えを具体的に書き，精神科的治療の必要性を伺い，必要な場合には「加療願い」とします. **図2**を参考にして，"主訴"と"困っている"ことを具体的に書くとよいでしょう.

　おそらく一般の先生方が困るケースは，精神科では「なんともない」と言われて帰ってきてしまった！　という場合です. しかし言い換えれば，精神疾患はなく，器質的身体疾患もなく，歯科疾患の除外もできているた

め，専門外来に紹介するシナリオは出来上がった，と言ってもよいでしょう．いわゆる"歯科心身症"などの MUOS を診ることのできる専門外来に紹介しやすくなります．その際，歯科疾患の見落としがないか再度患者から尋ねられることもあるため，その場合は**侵襲的な処置は避け，最小限の検査のみにとどめておくのがスムーズな紹介の秘訣となる**はずです．

②のケースでは，たとえば糖尿病や脂質異常症で内科に通院中の患者に対して，観血的な処置をする際に対診するのと同じような感覚でよいでしょう．もし，初診時に対診する余裕もない状況で，精神科に通院しているか，向精神薬を服用している可能性がある患者が来院した場合は，抗菌薬や NSAIDs との飲み合わせの問題もあるため，添付文書や PMDA（医薬品医療機器総合機構）の DSU（医薬品安全対策情報）等のサイトを確認し参考にしてください．

もう１つ気をつけたいことは，**麻酔処置を行う際にアドレナリン添加の麻酔薬を用いると，抗精神病薬を服用している患者ではアドレナリン反転による血圧下降を起こす可能性があるため，アドレナリン非添加の麻酔薬を使用すること**です．

また，**歯科治療に関して困っていることがあれば，その旨を具体的に添える**とよいでしょう．たとえば，"「入れ歯を新しいものにすれば，だるさも取れると思うから変えてくれ」と言われたが，だるさに関してまで保証することはできない旨を先生からもご説明いただけないでしょうか．もしくは，どのような対応をとったらよいのかご教示いただけませんか"などと書くと，困っている内容が伝わり，丁寧な返書をいただけることが多いものです．

③のケースでは，口腔内の訴えは精神疾患の随伴症状である可能性が高いため，図３のように加療を続けてもらうようお願いするとよいでしょう．その際には，**歯科的に異常はない旨をしっかりと記載することが重要**です．

疾病名	保留　もしくは歯科疾患名を記入
紹介目的	御照会
症状経過	平素大変お世話になります.

上記患者さんは,「前歯の見た目をもっときれいな形にしてほしい」「どこの歯科医院に行ってもよくならなかった奥歯の咬み合わせをきちんと噛めるようにしてほしい」との訴えで○年○月○日初診となり, 拝見いたしました.

　A：補綴治療など一般的な歯科治療を行いましたが, 未だに同じ訴えを繰り
　　　返し難渋しております.
　もしくは
　B：訴えに相応する器質的異常に乏しく, エックス線写真でも異常所見は認
　　　められませんでした. そのため侵襲的な歯科治療は控えております.
　などと記載する

かかりつけ医の循環器内科にも対診したところ, 器質的疾患は否定されたため貴科的な疾患を疑い, ご相談した次第です.
また,「どこの歯科医院に行ってもよくならなかった奥歯の咬み合わせをきちんと噛めるようにしてほしい」といった訴えにどう対応していいかわからず困っております. 歯科治療を行う際に気をつける点などありましたら, 患者さんの症状とあわせてご教示いただければ幸甚です.
お忙しいところ恐れ入りますが, よろしくお願い申し上げます.

処方	なし

図3　患者の口腔内に異常所見がなく, MUOS を疑わせる訴えがあり, 精神科に通院中の場合, 精神科医に送る診療情報提供書の一例. ③のケース.

＊

　精神科医は歯科的な疾患の有無を診断することができないため, 精神科医が身体科医からの紹介を受けるときには必ず「この患者に器質的異常はありませんか」と尋ねます. 歯科医師として歯科疾患の有無はできるだけ丁寧に報告する必要があり, また"面倒臭いから放り投げた"と思われないように説明を尽くすことも大切です.

　さらに, 患者に対しては"見捨てられ不安"（第4項参照）を抱かれないために, 併診という形を示すとよいでしょう. **再診の際には, 精神科での対応を聞いておくと, 次回以降の紹介の参考**にもなります. これらの対応方法が歯科医師, 精神科医, 患者の間にあるハードルを下げる一助となれば幸いです.

索　引

【欧文】

ADHD　92
Anorexia Nervosa　72
Attention-Deficit/
　Hyperactivity Disorder
　92
BPD　84
Bulimia Nervosa　72
difficult patient　8
DSM-5　40, 66, 76, 93
DSU　116
MAPSO問診システム
　103
MUOS（Medically
　Unexplained Oral
　Symptoms）　102
MUS（Medically
　Unexplained
　Symptoms）　102
Phantom bite　53
PIPC（Psychiatry In
　Primary Care）　103
PMDA　116
TCH　49
VAS（Visual Analog
　Scale）スケール　108

【あ】

アカシジア　17
アドヒアランス　67
アドレナリン反転　116
アミトリプチリン　104
アンガーコントロール　10
依存性パーソナリティ障害
　77
痛み行動　46
痛みに関する質問表（SF-
　McGill）　108
イミプラミン　104

医療モデル　22
陰性感情　9, 78
陰性症状　69
うつ状態　65
うつ病　64
演技性パーソナリティ障害
　77

【か】

解決志向アプローチ　50
解釈モデル　22, 32
回避性パーソナリティ障害
　77
過食症　72
空の巣症候群　65
環境調整　94
癌恐怖　45
関係妄想　81
危険予知　16
希死念慮　67, 114
逆制止理論　60
救済者幻想（レスキュー
　ファンタジー）　33
境界性パーソナリティ障害
　77, 84
強迫性パーソナリティ障害
　77
恐怖　40
拒食症　72
群発頭痛　111
系統的脱感作法　42
ゲートキーパー　67
幻覚　57
限局性学習症　93
限局性恐怖症　40
言語化　14
幻聴　69
口渇　112
口渇感　112

咬合違和感症候群　53
口臭恐怖症　38
抗精神病薬　70, 116
行動化　14
行動特性　9
行動療法　94

【さ】

猜疑性パーソナリティ障害
　77
サクソンテスト　112
三環系抗うつ薬　50, 104
酸蝕　74
歯科心身症　116
自我親和性　73
歯科治療恐怖（症）　40
自己愛性パーソナリティ障
　害　77
自己誘発性嘔吐　72
自殺念慮　67
シゾイドパーソナリティ障
　害　77
自動思考　33
自閉スペクトラム症　93
謝罪　87
除外診断　57, 111
神経障害性歯痛　111
神経性過食症　72
神経性食欲不振症　72
神経痛　21
心臓性歯痛　111
身体化　13, 14, 78
身体科　112
身体症状症　38
診断的局所麻酔　111
心理社会的治療法　93
心理的口臭症　38
錐体外路症状　71
睡眠障害　66

スキーマ　33
精神疾患　9
生理的口臭　37
摂食障害　72
舌痛症　45
セネストパチー　57
セルフモニタリング　45

【た】
体性感覚　57
タイムアウト　95
多動性　93
注意欠如・多動症　92
統合失調型パーソナリティ
　障害　77
統合失調症　68
疼痛行動　60
トークンシステム　95
独語　69
トリプタノール　106

【な】
二質問法　66
認知行動療法　33, 42
認知の偏り　33

【は】
パーソナリティ障害　9,
　76
背景問診システム　103
曝露　42
発達障害　93
反社会性パーソナリティ障
　害　77
被害妄想　69, 81
非定型歯痛　102, 107
病識の欠如　69
病的な痛み　21
病的な口臭　36

病的な不安　21
不安　13
不安階層表　42
不安強度への影響因子　13
プレガバリン　50, 104
分離不安　23
返報性　22
ボディイメージ　73

【ま】
マタニティーブルー　65
末梢性神経障害性疼痛治療
　薬　104
マリッジブルー　65
慢性疼痛　21
見捨てられ不安　23, 117
難しい患者　8
むちゃ食い　72
妄想　57, 97
妄想性障害　38

【や】
薬剤性開咬　71
陽性感情　9
陽性症状　69
予期不安　21
抑圧　10
抑うつ気分　66

【ら】
理性感情行動療法　11
リミット・セッティング
　15
例外探し　50
論理療法　11

岡田 智雄（おかだ　ともお）

略　歴
1984年　日本歯科大学歯学部 卒業
　　　　日本歯科大学歯学部 歯科補綴学教室第2講座 助手
1997年　同講座 講師
2001年　日本歯科大学附属病院 総合診療科1 講師
　　　　同 心療歯科診療センター長
2005年　同 総合診療科科長・助教授
2007年　同 准教授
2009年　同 教授

主な所属団体
日本心身医学会 会員
日本歯科心身医学会 理事

本書の複製権・公衆送信権（送信可能化権を含む）は, (株)ヒョーロン・パブリッシャーズが保有します. 本書を無断で複製する行為（コピー, スキャン, デジタルデータ化など）は, 著作権法上の限られた例外（私的使用のための複製）を除き禁じられています. また私的使用に該当する場合でも, 請負業者等の第三者に依頼して上記の行為を行うことは違法となります.

JCOPY ＜(社)出版者著作権管理機構　委託出版物＞
本書を複製される場合は, そのつど事前に(社)出版者著作権管理機構（Tel 03-3513-6969, Fax 03-3513 -6979, e-mail：info@jcopy.or.jp）の許諾を得てください.

さあ，どうしよう？　**対応に困る患者さんたち**
スタッフと共有する, 振り回されないためのポイント

2017年4月11日　第1版第1刷発行　　　　＜検印省略＞

編著者　岡　田　智　雄
発行者　髙　津　征　男

発行所　**株式会社 ヒョーロン・パブリッシャーズ**

〒101-0048　東京都千代田区神田司町 2-8-3　第25中央ビル
TEL 03-3252-9261～4　振替 00140-9-194974
URL：http://www.hyoron.co.jp　E-mail：edit@hyoron.co.jp
印刷・製本：教文堂

©OKADA Tomoo et al, 2017 Printed in Japan
ISBN978－4－86432－036－8　C3047
落丁・乱丁本は書店または本社にてお取り替えいたします.